Felix Hütten

STERBEN LERNEN

Das Buch für den Abschied

Carl Hanser Verlag

1. Auflage 2019

ISBN 978-3-446-26025-2
© 2019 Carl Hanser Verlag GmbH & Co KG, München
Umschlag: Anzinger und Rasp, München
Satz: Satz für Satz, Wangen im Allgäu
Druck und Bindung: CPI books GmbH, Leck
Printed in Germany

In diesen Tagen, dieser Welt. Leb wohl jetzt:
Die Röte zeigt den nahen Morgen an,
Adieu, adieu, adieu, und denk an mich.
Hamlet[1]

INHALT

1 Einführung – Der Tod: Eine Tragödie?   9
2 Was ist Sterben? Und was der Tod?   17
3 Die Angst vor dem Tod   35
4 Was hilft gegen die Angst? Sterbehilfe!   47
5 Palliativmedizin – was ist das?   67
6 »Richtig« sterben. Geht das überhaupt?   97
7 Tipps und Tricks fürs Sterben   111
8 Überversorgung am Lebensende   125
9 Kommunikation und Haltung beim Sterben   145
10 Geht das, positiv sterben?   167
11 Humor beim Sterben   177
12 Protokoll Frau B.   187
13 Die Trauer der Angehörigen   199
14 Verschwinden I. Oder auch: Allein die Bürokratie bringt dich um   209
15 Verschwinden II: Was konkret passiert mit dir, wenn du tot bist?   221
16 Schluss   229

Anmerkungen   239

1

EINFÜHRUNG
DER TOD: EINE TRAGÖDIE?

In der Medizin gibt es eine Regel, die ist sehr einfach und so grausam zugleich. Wenn ein Mensch tot ist, erkennen das Angehörige sofort. Eltern, Partner, Geschwister, alle sehen sie auf den ersten Blick, wenn etwas nicht stimmt. *Wenn etwas nicht stimmt*, man sagt das so einfach. Ein toter Mensch, frisch gestorben, die Kleidung noch warm, das Herz schon kalt, ist nicht blau, wie man es aus Filmen kennt. Das Gesicht ist grau. Ein Grau ist das, das es sonst nirgendwo gibt, kein Stein, kein Himmel, kein Beton hat dieses Grau. Es ist ein Grau aus Wachs, ein Grau des Abschieds, ein furchtbares Grau.

Und während Rettungskräfte und Notärzte lernen, sich nicht sofort zu sicher zu sein, dass ein Patient tatsächlich tot ist, wird sich dieses Grau in deine Gedanken fressen. Obwohl die allermeisten Menschen es noch nie bei einem Toten gesehen haben, spüren sie: Dieses Grau ist für immer. Vorbei, das war's, adieu.

Sterben lernen.

Man kennt Leichen aus dem Fernsehen, klar, aber ein Mensch direkt vor dir, den das Leben verlassen hat, sieht anders aus. Es ist dieses Grau, das du nicht vergessen wirst, es brennt sich ein.

Eigentlich ist es verrückt, fast schon anmaßend. Ich meine, was zur Hölle soll ich als junger Mensch, als Journalist von Anfang 30, über das Sterben sagen? Die Lektorin und ich sitzen an einem eiskalten Januartag in einem Münchner Wirtshaus an einem speckigen Holztisch, zweimal Pfefferminztee bitte, draußen minus vier Grad, und beugen uns über Papier: Ein Buch über das Sterben soll es werden, ok? Ein waches Buch, kein langweiliges Buch. Ein nahes Buch, kein Fachaufsatz. Hmm.

Der Tod hat mich immer begleitet, als Sanitäter auf der Straße, als Medizinstudent im Leichenkeller, als Journalist in meinen Texten, oft in meinem Kopf. Mich fasziniert das Sterben in gewisser Hinsicht, denn es ist ein erstaunliches Programm des Körpers, das wir alle in uns tragen. Meine Zeit als Praktikant auf einer Palliativstation: beeindruckend. Das Gefühl, einen Menschen erfolgreich wiederbelebt zu haben, mit den eigenen Händen: überwältigend. Die Erfahrung, eine Leiche aufzuschneiden: prägend. Aber ein Buch darüber schreiben, kann ich das? Kann ich das? Ausgerechnet in einer Zeit, in der dann ganz nah bei mir neues Leben entsteht? Ich lese Fachartikel über den Tod, während meine Tochter, keine drei Wochen alt, auf meinem Schoß schläft. Es ist absurd.

Was, bitte schön, berechtigt mich, Erkenntnisse und Ratschläge zum Sterben auf Papier zu bringen? Gute Frage. Antwort: Nichts. Oder? Und dann auch noch Sie, liebe Leserin, lieber Leser, zu duzen? Das macht Ihre Ärztin doch auch nicht. Ich glaube allerdings, dass wir uns duzen können, denn wir sprechen jetzt über den Tod, und das ist genug Grenzüberschreitung, genug Intimität. Blut, Speichel, Stuhlgang, Urin, da ist oft keine Zeit für ein »Sie«. Und das braucht es auch nicht. Der Tod kommt uns allen, dir, mir, jeden Tag näher, und wenn jemand stirbt, dann geht einem das meist unglaublich nah, darum »du« und nicht »Sie«. Das macht die Vorstellung vom Sterben leichter, vielleicht auch den Anblick einer Leiche.

Der erste Tote meines Lebens sieht, ein Glück, ganz friedlich aus. Kein Schwerverletzter, kein Blut, nur Schlaf. Es passiert ausgerechnet in meiner ersten Nachtschicht als Rettungssanitäter. Ich komme frisch von der Ausbildung und soll lernen, wie die Dinge im echten Leben laufen, nachts, in der Großstadt. Wir sind zu dritt auf einer Rettungswache am Stadtrand stationiert, es riecht nach Motoröl und Käsefüßen. Ich schlafe auf dem Sofa, als der Alarm losgeht. Es ist drei oder vier Uhr in der Nacht, und meine Schnürsenkel wollen sich partout nicht zu Knoten zusammenfinden. Wir fahren lange durch die Dunkelheit, die Hauswände schießen das Blaulicht zurück auf den Wagen, bis wir endlich ankommen, weit draußen, die Rückseiten der Häuser schauen auf Felder. Uns öffnet eine Frau, sicher über 70 Jahre alt. Ihren Name sage ich hier nicht, denn ich konnte sie damals nicht fragen, ob sie mit ihrer Geschichte in diesem Buch erscheinen möchte. Überhaupt habe ich in diesem Buch manche Details verändert, um die Privatsphäre von Menschen zu schützen, habe ich die Namen aller Patienten und Angehörigen variiert oder abgekürzt, denn die Schweigepflicht gilt auch über den Tod hinaus.

Die Frau öffnet also die Tür, lässt uns in ihr Leben, die Wände von Holz verkleidet, 40 Jahre Ehe, die Luft hier steht schon lange. Sie trägt eine Schürze über ihrem Nachthemd, was bitte sollte sie auch anderes tragen, morgens um halb fünf? Im Schlafzimmer ist ihre Decke aufgeschlagen, ihr Mann liegt daneben, rechte Seite, die Matratze noch warm, jetzt also fünf Männer darum: der Notarzt, drei Sanitäter und ich.

Wir hätten alle gerne dieses Zimmer wieder verlassen und für die Frau den Pfarrer gerufen, den sie sich so sehr herbeiwünschte. Angst im Zimmer, Angst vor uns, Angst vor unseren schweren Alukoffern, den schwarzen Stiefeln, den roten Jacken.

Tragbare Beatmungsmaschine, Medikamente, Blaulicht. Angst vor dem Tod.

Wir reißen den Mann zu viert aus dem Bett, Reanimation auf altem Teppich, die Frau steht im Türrahmen und weint. Wir hängen ein Kreuz von der Wand ab, um an den Nägeln in der Tapete Infusionen zu befestigen. 10 Milligramm Adrenalin, zwei Zugänge, drücken, drücken, hundertmal in der Minute, im inneren Ohr laufen die Bee Gees, »Stayin' Alive«, immer schön den Takt halten.

Nach einer Dreiviertelstunde kommt endlich der Pfarrer. Wir ziehen den Tubus aus dem Mund des Mannes, die Zugänge aus den Venen. Wozu das Ganze, wozu diese unnötige Qual für den Patienten, dessen Herz nach 70 Jahren einfach nicht mehr schlagen wollte? Wozu die unnötige Qual seiner Frau, wozu diese Tragödie?

Es muss nicht immer so schwierig sein.

Wenn du stirbst, ist das immer ein Abschied, mal von Erleichterung begleitet, weil das Leid endlich ein Ende hat. Mal von Schmerz, weil Abschiednehmen grausam ist. Sterben gehört zum Leben, das ist eine banale Weisheit, aber niemand weiß so richtig etwas mit ihr anzufangen.

Dieses Buch erzählt eine andere Geschichte vom Sterben. Es erzählt von der Frage, ob der Tod wirklich immer eine Tragödie sein muss. Drei Patienten und ihre Geschichten werden dich in diesem Buch begleiten. Alle drei Geschichten haben mit Krebs zu tun. Das ist blöd, denn man stirbt auch beim Fahrradfahren, an einer Lungenentzündung oder durch das Schwinden der Lebenskräfte. Andererseits ist Krebs eine Krankheit, die viele Menschen trifft, und zwar ins Mark. Für Krebs braucht es Zeit,

Zeit, die Diagnose zu verdauen, Zeit zu trauern, Zeit, sich vorzubereiten und zu akzeptieren, dass du sterben wirst. Zeit, dich mit dem Tod zu beschäftigen, Zeit zu verstehen, was Sterben bedeutet. Genau diese Zeit nehmen wir uns, deshalb drei Geschichten über Krebs in diesem Buch, die stellvertretend stehen für den Prozess, sich mit dem Tod vertraut zu machen. Die Natur sieht den Tod vor, der Tod ist wie ein Berg am Ende jedes Weges. Man kann den Berg nicht sprengen, aber kann man ihn erklimmen?

Für *Simon* ist diese Frage wichtig, denn Simons Geschichte in diesem Buch beginnt genau damit, dass er auf einen Berg hinauf will, eine Wanderung zum Gipfel, als er zu taumeln beginnt. Seither geht er auf einem rutschigen Pfad, und niemand weiß, wann es passieren, leider nur, dass es passieren wird. Der Tumor in seinem Kopf ist nicht zu heilen, und Simon damals wie heute noch ein Kind. Das ist schrecklich. Aber wenn es um die Frage geht, wie du stirbst, dann hast du dennoch eine Chance: Du kannst – und sei es in ganz kleinen Schritten – zum Gestalter deiner Geschichte werden. Wenigstens ein bisschen, Simon zeigt dir das.

Bitte nicht falsch verstehen: Sterben ist schlimm, und viele Menschen leiden fürchterlich. Menschen erbrechen, sind immer müde und schlafen doch nicht. Menschen wie *Herr Moos*, den du noch besser kennenlernen wirst. Herr Moos kämpft gegen das alles an. Es ist eine Einsamkeit in ihm, die ist kalt und fürchterlich, und Herr Moos hat Krämpfe und Ängste, hat Durchfall und dann wieder Verstopfung. Sterben ist scheiße, es ist einfach so, Sterben ist eine Tragödie.

Sterben ist aber auch schlicht, und Sterben ist privat, so privat, dass *Frau B.*, Mitte 50, nur schwer darüber sprechen kann, wie es ist, wenn der eine geht und der andere bleibt. Man kann nicht immer gut sterben, sagt Frau B., die ihren Mann in den Tod begleitet hat, aber man kann oft ein kleines bisschen besser sterben. Und genau darum geht es in diesem Buch: dass das Sterben ein Stückchen leichter werden kann, wenn du ein paar Dinge im Kopf hast, die etwa Frau B. nicht wusste und ihr Mann nicht kannte. Oder, anders gesagt: Sterben wird noch schwieriger, wenn du viel zu wenig darüber weißt.

Tatsächlich wissen wir alle viel über das Sterben, und so wenig zugleich. Der Tod ist wissenschaftlich äußerst schwierig zu erforschen. Abgesehen von medizinischen Parametern wie Herzschlag oder Sauerstoffsättigung im Blut ist vieles unklar von dem, was in deinem Körper passiert, wenn du stirbst, und noch mehr von dem, was passiert, wenn du tot bist. Wie du es erlebst und ob du es überhaupt erlebst, währenddessen und danach.

Was man aber sehr genau weiß, das ist, wie sich Menschen das Sterben wünschen, nämlich als etwas Gutes, Schönes, als etwas mit einem Happy End, manchmal als Triumph über das Leid, und bestimmt nicht als eine Tragödie. Doch hat ein Sterbender oft nicht die Wahl zwischen diesen Alternativen. Du kannst nicht mit Tricks steuern, ob dein Weg zum Tod ein guter wird, wenn du es lediglich willst. Wäre es doch so einfach. Auch aus diesem Grund ist dieses Buch keine Selbsthilfelektüre, kein Hilfsmittel zum Mitleid, kein Lebens- und Sterbeberater, keine Anleitung zum Hokuspokus. Mit Blick auf die Wissenschaft und den Alltag in Kliniken aber gibt es ein paar wesentliche Dinge, die du lernen kannst, wenn es um das Sterben geht. Sie machen den Weg angenehmer, und wenn es nur ein Funken ist und wenn es nur für einen Moment gelingt, die Tragödie kleinzukriegen.

Menschen wünschen sich einen guten Tod, was immer das heißen mag. Sicher heißt es nicht, stur festzuhalten an einem *So soll es sein*, oder noch schlimmer: *So muss es sein*. Die große Frage lautet vielmehr: Was macht das Sterben eigentlich unnötig schwer? Und wie kann es etwas besser gehen?

Dieses Buch begleitet also drei Menschen: Simon, Herrn Moos und Frau B. Es findet Antworten auf die Fragen, Antworten für Gesunde und Kranke, für Angehörige und Freunde und für Sterbende selbst. Die Tragödie des Sterbens liegt auf der Hand: Der Tod als Berg am Ende eines jeden Lebenswegs ist nicht beweglich. Der Mensch aber, der ist es wohl.

2

WAS IST STERBEN?
UND WAS DER TOD?

An diesem Vormittag kommt ein neuer Patient auf Station, Herr Moos, mit blauen Augen und einer Scheißangst. Herr Moos trägt einen Hufeisenbart, seine Eisaugen haben sich tief in den Schädel verkrochen.

Er weint.

Im Dschungel hat er gelebt, erzählt er, und vor dem Tod keine Angst. Wer Angst hat, überlebt den Dschungel nicht. Wenn du überleben willst, musst du selbst der Tod sein, sagt Herr Moos. Sein Tumor ist vom Rachen ins Gehirn vorgedrungen, der linke Arm schon gelähmt. Mit Steinen hat Herr Moos einmal, als junger Mann, einen Alligator erschlagen, als Leibwächter Jahre am Amazonas verbracht. Herr Moos ist jetzt 65 Jahre alt und lebensmüde, und wenn ein Mensch sagt, er fürchte den Tod nicht, dann heißt das meistens, dass die Schmerzen schlimmer sind als die Angst.

Das kann anstrengend sein, so wie für Herrn Moos, der eigentlich lieber schlafen will, als entscheiden zu müssen, was nicht zu entscheiden ist: Wie viel Behandlung er noch haben will, fragen ihn die Ärztinnen. Der Tod klopft an: »Herr Moos, wir können viel für Sie tun, aber nicht mehr alles.«

Herr Moos schwankt also zwischen Aufgeben und Alles-Geben. Er hat Freunde an Krebs verloren, war schon mal in einem Hospiz, aber nur zu Besuch. Es war ganz schön dort, sagt er und fragt dann, wie das eigentlich ist, wenn es zu Ende geht nach einem Leben, in dem man viel erreicht und doch nicht alles geschafft hat.

Sterben und Tod, zwei so ausgezeichnet schwere Wörter: Kommen sie ins Spiel, schaudert es die Menschen, schaudert es Herrn Moos. Die Vergänglichkeit des Lebens, einverstanden, sie muss sein, nur bitte doch nicht jetzt. Klar, der Tod ist Teil des Lebens, er steht unmittelbar am Ende eines jeden, aber die Vorstellung, eines Tages selbst zu sterben, scheint absurd, unvorstellbar, der Tod wird doch nicht mir auf den Leib rücken, oder?

Falls es dir gelingt, das Gedankenspiel zu Ende zu denken: Wie wäre es, wenn du morgen im Sterben lägest? Kannst du dir das vorstellen, dann gelingt es dir womöglich schon heute besser, Sterbende so zu begleiten, wie sie es wünschen und sicher auch verdienen. Doch ein solches Gedankenspiel gelingt nur selten. Das ist der nur allzu menschliche Reflex, den eigenen Tod aus dem Bewusstsein vertreiben zu wollen, so lange wie nur möglich. Was auch die Geschichte der Menschen in Europa zeigt, die spätestens mit der Aufklärung im 18. Jahrhundert Religion und Staat stückchenweise zu trennen wagten und damit auch den Tod nicht mehr als Ticket hinein in ein neues Leben jenseits der Erde sehen konnten – sondern, nun ja, stattdessen als Untergang der eigenen individuellen Existenz. Sterben ist kein Fest, war es nie, und diente doch jahrhundertelang als Anlass für Familien- und Dorffeiern, auf denen getrauert, gesprochen, getrunken wurde. Der Tod war ein zum Leben dazugehörendes Ereignis wie die Geburt.[2][3]

Das ist heute eindeutig nicht mehr der Fall. Im Gegenteil, der Mensch der Moderne sieht viel, aber Tote selten bis nie. Einen Toten, einen Menschen, den das Leben verlassen hat, die Haut ganz fahl, der Mund geöffnet, das Herz schon kalt? Fehlanzeige.

Bestattungsunternehmen sind 24 Stunden zu erreichen, die Verstorbenen werden nicht in Särgen durch die Straßen getragen. Sie verschwinden so spurlos, wie sie gestorben sind. Wenn auf diese Weise der tiefere Sinn im Sterben fehlt, wenn es keine Welt nach dem Leben auf der Erde geben mag und der Tod das Leben auslöscht und nichts übrig bleibt, dann soll es wenigstens zackig gehen, ohne langes Brimborium. *Wie willst du sterben*, fragen Statistiker in Studien, Mediziner im Krankenhaus und Freunde in der Kneipe. Und fast alle antworten: Bitte schnell. Und bitte, ohne viel am eigenen Leib spüren zu müssen.[4]

So einfach diese beiden Antworten scheinen mögen, so kompliziert beginnt die Reise ins Nichts meistens. Beim Sterben und beim Tod schwingen viele Worte und Vorstellungen mit, sodass wir hier zuerst einmal ein bisschen Ordnung schaffen müssen. Die letzten Meter des Lebens scheinen tatsächlich eine Art Programm zu sein. Am Ende, wenn es wirklich zu Ende geht, sterben alle Menschen gleich, irgendwann atmest du nicht mehr, verweigert dein Herz die Arbeit. Bis es aber so weit ist, unterscheiden sich die Dinge gewaltig.

Also: Sterben und der Tod sind zwei verschiedene Dinge. Man sagt so leicht, ja, die Eltern, die sind vor zwei Jahren gestorben, die sind seit zwei Jahren tot. Und jeder weiß, was gemeint ist. Wer unter der Erde liegt, ist nicht mehr unter uns. Je näher man aber heranzoomt an das Sterben und den Tod, desto schwieriger wird die Suche nach einer Antwort, was die beiden Dinge denn nun bedeuten mögen.

Beginnen wir mit dem *Sterben*. Was ist das? Und wie ist es?

Zunächst einmal stimmt der Satz ganz genau: Sterben gehört tatsächlich zum Leben. Mehr noch, ohne Sterben würden wir nicht leben, jeden Tag stirbt etwas in uns, und wäre das nicht so, wärst du ganz sicher schon sehr bald sehr tot. Dieses Sterben in uns allen nennt sich *Apoptose*, der sogenannte programmierte Zelltod. Schon an dieser Stelle kommen sich die Definitionen von Sterben und Tod ins Gehege, beide Wörter sind einfach eng verbunden. Um also das Sterben zu verstehen, brauchen wir den Tod – und andersherum.

Der Zelltod, um beim Beispiel zu bleiben, ist eine wirklich clevere Funktion des Körpers, Zellen, die Ärger machen, sterben zu lassen. Richtig, die Zellen zerstören sich selbst, es läuft eine Art Selbstzerstörungsprogramm ab, oder besser: ein Selbstschutzprogramm. Der Zelltod ist eine mächtige Reguliervorrichtung des Körpers, die Zellen vernichtet, die dieser nicht mehr braucht oder die ihm schädlich werden können. Krebs beispielsweise ist – klar, stark vereinfacht – nichts anderes als eine Ansammlung von Zellen, die sich diesem Selbstzerstörungssystem des Körpers entzieht. Deshalb spricht man bei Krebs auch von entarteten Zellen. Sie haben sich entschlossen, nach ihrer eigenen Nase zu tanzen, sie pfeifen auf die sonstigen Regeln und Gesetze im Körper. Das führt dazu, dass sie dort wachsen, wo sie nicht hingehören, im Gehirn etwa, in der Leber, in der Lunge.

Ohne in die Details der Onkologie eintauchen zu wollen, wird dir durch dieses Beispiel hoffentlich klar, wie wichtig das Sterben für den Menschen ist, und zwar schon lange, bevor er selbst stirbt. Nur dank des Zelltods bist du als Mensch überhaupt am Leben. Denn auch die Entwicklung des lebensfähigen Körpers – mit seinem Beginn durch das glückliche Zusammentreffen von Spermium und Eizelle – ist nur über den Zelltod möglich, wenn sich Zellen gezielt umbringen und so Platz machen für Neues. Die Hände und Finger eines Kindes im Mutterleib zum Beispiel entstehen, weil Zellen in den Zwischenräumen nach und nach sterben.[5]

Das alles mag erklären, warum es so verdammt schwierig ist, Sterben überhaupt zu definieren. Strenggenommen stirbt jeden Tag etwas in uns – und wenn nicht, dann würden wir sehr viel schneller sterben. Also: Stirbt derjenige, in dessen Körper nichts mehr stirbt? Oder beginnt das Sterben lange vor dem Tod, quasi schon ab der Geburt? Oder aber spätestens dann, wenn du als 30-Jähriger eine Schachtel Kippen am Tag rauchst? Ist Sterben weniger ein Moment am Ende des Lebens als ein Prozess, der uns tagtäglich begleitet?

Tatsächlich findet man in der Wissenschaft viele unterschiedliche Antworten auf diese Fragen. Es kommt darauf an, wen du fragst. Die medizinische Forschung zum Beispiel ist schon weit mit dem Verständnis davon, wie sich Gewebe regeneriert und sich Zellschäden korrigieren.[6] Weiterhin unklar aber ist, warum Lebewesen überhaupt altern und sterben.[7]

Um uns an dieser Stelle nicht in philosophischen Gedanken zu verlieren, schlage ich vor, dass wir uns der Sache ganz praktisch nähern.

Aus meiner Sicht ist nämlich gar nicht so wichtig, die Frage nach der Definition des Sterbens definitiv zu beantworten. Wenn Sterben etwas einfacher werden soll, und darum geht es in diesem Buch, wird es dir helfen, das Sterben und den Tod zunächst einmal pragmatisch zu sehen. Bevor dich also jemand fragt, wie genau du sterben willst, und du sofort mit einer unausgegorenen Idee antwortest – zum Beispiel: zügig und ohne Umwege –, kommt hier eine kleine Liste mit verschiedenen

Möglichkeiten, wie das Leben enden mag.[8] Hierzu unterscheiden wir zunächst, Verzeihung, jetzt wird es noch mal spitzfindig, zwischen *Todesart* und *Todesursache*. Die Todesursache beschreibt, wie der Name schon sagt, den Grund des Todes, zum Beispiel einen Herzinfarkt. Die Todesart hingegen ist ein juristischer Begriff und beschreibt die Umstände des Todes, also: natürlich, nicht natürlich, ungeklärt: Bist du beispielsweise durch einen Unfall ums Leben gekommen, durch einen Mord oder einen Suizid? Diese Unterscheidung ist wichtig, wenn es um die Bürokratie des Todes geht, wir sprechen darüber in den Kapiteln »Verschwinden I« und »Verschwinden II«. Es kann also sein, dass die Todesursache *Schlaganfall* eine natürliche ist, die Todesart aber *unnatürlich*, wenn du eigentlich kerngesund warst, durch einen Unfall bettlägerig wurdest und dir erst im Krankenhaus eine Thrombose eingefangen hast.

Bleiben wir aber zunächst bei den grundsätzlichen Möglichkeiten, das Leben zu verlassen.

WIE STERBEN WIR?

Der *plötzliche Tod*. Der Akuttod, wenn er denn passiert, tritt sofort ein. Er lässt dem Menschen und seinen Angehörigen keine Vorbereitung, keine Chance, Abschied zu nehmen und die letzten Dinge zu regeln. Ein Beispiel wäre ein schwerer Motorradunfall. Der Aufprall ist so heftig, dass mehrere deiner Körperteile abreißen, vielleicht sogar dein Kopf. Dieses Beispiel ist makaber, Entschuldigung. Es kommt aber in der Ausbildung für Rettungssanitäter und Notärzte immer mal wieder zur Sprache, und zwar aus einem einfachen Grund: In Deutschland dürfen eigentlich nur Ärzte den Tod eines Menschen feststellen.

Bis zu dem Zeitpunkt, an dem eine Ärztin einen Patienten für tot erklärt hat, ist er es strenggenommen nicht. Einzige Ausnahme: Der Patient hat Verletzungen erlitten, die, wie man in der Medizin schön sagt, mit dem Leben nicht vereinbar sind. Ein abgetrennter Kopf ist da wohl das eindeutigste Beispiel; im Alltag aber natürlich glücklicherweise eher die Ausnahme. Das Beispiel zeigt aber, und darauf will ich hinaus: Es ist gar nicht so einfach festzustellen, ob ein Mensch (sofort) tot ist – oder eben nicht.

Viele Menschen, die vermeintlich gestorben sind, leben noch. Bestes Beispiel ist der Herzstillstand: Patienten können mit einer Reanimation wieder ins Leben geholt werden, auch wenn sie plötzlich umfallen und wirken, als seien sie gestorben. Das bringt uns zur wichtigen Frage: Wann ist ein Mensch eigentlich tot, wann also ist der Übergang vom Sterben zum Tod vollendet? Dazu später mehr.

Die zweite Möglichkeit des Sterbens ist die *schwere Krankheit mit Todesfolge,* wie sie zum Beispiel Herr Moos erlebt. Am Anfang ist Herr Moos nur müde, das kann schon mal vorkommen nach einem Leben voller Abenteuer. Dann aber wird klar, dass Krebszellen in seinem Körper sitzen, im Rachen, in der Hüfte. »Heilen, Herr Moos, können wir Sie leider nicht mehr«, sagen die Ärzte zu ihm. Herr Moos wird trotzdem operiert, bekommt Medikamente, eine Bestrahlung, es geht ihm besser – jedoch irgendwann nicht mehr. Die Augenlider klappen ihm immer wieder mal zu, er schnauft, er hat Schmerzen, mal erträglich, mal überhaupt nicht. »Bitte«, sagt er zu den Ärzten, »tun Sie etwas dagegen.«

Diese zweite Möglichkeit ist also – anders als der plötzliche Tod – eine Reise von Wochen, Monaten; manchmal Jahren. Je nach Diagnose, und dazu zählen neben Krebs auch andere chronische Krankheiten mit Organversagen, geht es schnell. Meist aber nicht. Es mag Tage der Qual geben, aber ebenso auch Tage des Abschiednehmens, des Tschüss-Sagens, des Letzte-Dinge-Erledigens. Tage der Rekapitulation, manchmal auch der Kapitulation. Das können gute Tage sein, Zeiten, in denen man sich begegnet. In denen man sich nah ist. Schöne Tage, so komisch das klingt.

Die dritte Option ist die *Altersschwäche*, englisch: *frailty*. Eine ziemlich schwammige Angelegenheit, denn was genau ist denn schon Alter? Dabei kennt fast jeder in seiner Familie einen solchen Fall. Du lebst alleine zuhause, man sagt zu dir: rüstiger Rentner. Und dann wird irgendwann alles irgendwie kompliziert, mit dem Essen, mit dem Aufstehen, mit der Körperpflege. Eines Tages wirst du in ein Krankenhaus eingeliefert, und die Ärzte sagen, du hast nichts, du bist halt alt, was sollen wir schon tun? Manchmal sagen sie aber eben auch, ja, du hast dieses oder jenes, da können wir etwas tun, obwohl der natürliche Sterbeprozess schon lange begonnen hat, und im schlimmsten Falle landest du auf der Intensivstation. Doch da gehörst du nicht wirklich hin, denn du wirst nun ohnehin bald sterben. Sterben wird eben pathologisiert, auch weil die Menschen nicht mehr wissen, dass das Sterben dazugehört und Neues schafft, genau wie der Herbst die Bäume von den Blättern befreit, damit im Frühjahr neue wachsen.

Die Altersschwäche ist medizinisch nicht wirklich gut erforscht. Man weiß, dass die Muskulatur kontinuierlich abbaut, die Sehstärke, das Gedächtnis, und dass es zu Einsamkeit kommen kann, zu Angst und Depression. Einige Studien legen nahe, dass dabei Hormone, insbesondere das Insulin, eine bedeutende Rolle spielen, so klar ist das aber nicht. Ob Altersschwäche jedoch als Krankheit zu sehen ist? Nun ja, Experten erforschen und diskutieren diese Frage seit Jahren.[9]

Wenn das Sterben ein Teil des Lebens ist, dann sind altersschwache Menschen womöglich nicht krank im Sinne einer Veränderung des Körpers, die man medizinisch in den Griff bekommen könnte oder müsste, mit Beatmungsgerät und Infusion und Neonlicht an der Decke. Was natürlich nicht heißt, dass sie keine Hilfe brauchen, im Gegenteil. Nur ist es oft nicht die Hilfe, die du nachts um drei Uhr in einer Notaufnahme bekommst. Schwitzen, tränende Augen oder ziellose Armbewegungen können Stressreaktionen eines sterbenden Menschen sein und sind ein Hinweis für Pflegende.[10] Bei ihnen braucht es aber eher keine Notärztin, sondern einen genauen Blick auf den Status quo: Wie kann man dem hier sterbenden Menschen helfen, ihn pflegen und beruhigen, auch mit Medikamenten, aber sicher nicht nur damit?

Und während manche Kinder und Enkelkinder die Ärzte anflehen, es doch bitte noch mal mit dieser oder jener Pille und dieser oder jener Operation zu versuchen, bist du dir als Sterbender deiner Sache vielleicht schon sicher, es muss nun sein, adieu.

Und dann schläfst du abends ein und wachst vielleicht am nächsten Morgen irgendwo auf, ein Irgendwo, das niemand kennt, das niemand beschreiben kann. Und wenn man Ärzte fragt, woran ein altersschwacher Mensch letztlich gestorben ist, darf man sich nicht wundern, wenn sie mit der Schulter zucken. Der biologische Prozess ist klar, das Herz hat irgendwann die Arbeit eingestellt, die Lungenflügel waren ohne Blut, die Zellen ohne Sauerstoff. Doch war das die Ursache oder die Folge des Sterbens?

Soweit zu den drei Optionen.

Aber klar, das Ende des Lebens ist nicht trennscharf in drei Punkte zu gliedern, stell dir mal vor, du bist altersschwach, hast chronische Lungenprobleme und fällst deshalb, atemlos, die Treppe runter und verletzt dich so schwer, dass du stirbst. Was ist das jetzt, eins, zwei oder drei?

Sterben passt in keine Schablone, denn: Beginnt es in diesem Szenario erst, wenn du auf der untersten Treppenstufe aufschlägst und das Bewusstsein verlierst? Oder hat es schon begonnen, als das Atmen immer mühsamer wurde? Wie erwähnt tut sich die Medizin schwer mit einer eindeutigen Antwort auf die Frage, wann ein Mensch zu sterben beginnt – und jeder Mensch nimmt das auch anders wahr.

Sterben kann – außer natürlich nach einem Unfall oder plötzlichen Ereignis wie einem sofort tödlichen Herzinfarkt – mit dem Verlust des Lebenswillens beginnen, mit Sorgen, Ängsten, Nöten. Die eigentliche Sterbephase dauert dann etwa zwei bis drei Tage. Das sind Momente, in denen die Atmung rasselt und die Augen immer öfter geschlossen bleiben, in denen die Wangen einfallen und die Augen hervortreten. Deine Hände und Füße werden eiskalt, mal bist du unruhig und mal schläfrig, meist friedlich. Erst im weiteren Sterbeverlauf wirst du dann womöglich unruhig und wirr sein. An der Bettdecke rumfummeln, dich zudecken, abdecken, immer schläfriger werden. Du reagierst nicht mehr auf Ansprache. Du denkst vielleicht, die Medikamente sind schuld, was allerdings nur selten stimmt. Eher sind es Ammoniak, Harnstoff oder CO_2, die dir beim Sterben deine Sinne vernebeln.

Der Geschmackssinn wird weniger, der Geruchssinn ebenfalls, was aber noch lange geht, ist Eiswürfel lutschen – oder

Vanilleeis. Doch irgendwann verlangt der Körper keine Nahrung und kein Wasser mehr, wozu auch, die Schalter stehen auf Abbau. Was bis zum Schluss gut funktioniert, selbst, wenn du nicht mehr wach bist, ist das Gehör.

Und dann, irgendwann, stellt das Herz seine Arbeit ein, der Blutdruck sinkt, du bekommst blaue Stellen und wirst kalt. Wasser lagert sich ein, manchmal rasselt die Lunge. Todesrasseln, sagen manche, und schon das Wort macht große Angst. Es kommt oft vom Schleim am Kehlkopf, nicht unbedingt von Wasser in der Lunge.[11] Dieses Rasseln ist für Angehörige oft schwer zu ertragen, doch geht man davon aus, dass es den Sterbenden meist gar nicht so sehr belastet, wie man vielleicht befürchtet. Auch Lunge, Nieren, Darm, Magen werden weniger durchblutet und stellen allmählich ihre Funktionen ein – weshalb es wichtig ist, diese nicht zu überfordern. Was für Angehörige bedeutet: bloß nicht die Patienten zum Trinken oder Essen zwingen. Auch Magensonden, Infusionen, Sauerstoff, selbst wenn sie nötig erscheinen, helfen oft nicht – wir werden in Kapitel »Überversorgung am Lebensende« ausführlicher darüber sprechen.

Angehörige sind während des Sterbevorgangs oft irritiert, so war doch meine Mutter nie, so hat Vater nie geatmet. Manche Angehörige bekommen es dann mit der Angst zu tun und tippen 112 ins Handy. Medizinisch relevant ist die Situation ganz eindeutig, man sagt *Sterben* dazu – und dafür braucht es in den allermeisten Fällen keinen Notarzt, sondern Ruhe und Gelöstheit am Sterbebett. Sterben ist, in den allerletzten Momenten, oft etwas sehr Friedliches.

STERBEN AUS BIOLOGISCHER
UND MOLEKULARER SICHT

Bei aller Individualität jedes einzelnen Krankheits- und Todesfalles kommt hier etwas zum Verschnaufen. Denn, ohne dir zu nahe treten zu wollen: Sterben ist nicht nur individuell, es hat auch etwas Standardisiertes an sich. Ein Kind schläft nun einmal im Bauch der Mutter zum Menschen heran, da ist auch nicht viel mit Individualität, es gibt nun mal zu dieser Phase der menschlichen Entwicklung noch keine Alternative. Und beim Sterben ist es ähnlich. Egal welche Möglichkeit am Ende für deinen Tod in Frage kommt: Eines oder mehrere Organe fallen dabei aus, das haben alle Menschen gemeinsam, sei es die Leber oder die Niere oder das Herz oder alles auf einmal. Zoomen wir gedanklich in deinen Körper hinein, also in deine Blutbahn, dein Herz, deine Nieren, dann sehen wir dort Zellen, und in den Zellen sehen wir sogenannte Mitochondrien, vielleicht erinnerst du dich noch an den Biologie-Unterricht: genau, das Kraftwerk der Zelle. Und in diesen Kraftwerken ist nun mal irgendwann Schluss, quasi Stromausfall, nur für immer. In den Mitochondrien laufen verschiedene chemische Prozesse ab, ein wichtiger davon in der sogenannten Atmungskette, wo – grob vereinfacht – die goldene Energiewährung des Körpers, Adenosintriphosphat, kurz ATP, aus Vorprodukten, unter anderem Sauerstoff, umgewandelt wird. Wenn du stirbst, passiert genau das eben nicht mehr. Die Kraftwerke fahren die Produktion runter, weniger Sauerstoff kommt an, weniger ATP geht raus. Der Körper kommt zum Erliegen. Die Ursachen, die dazu führen können, sind vielfältig: Unfall, Herzinfarkt, Alter, siehe oben. Die Folge aber ist immer gleich: ohne Energie kein Leben. So hat es die Natur vorgesehen, und an dieser Regel ist nicht zu rütteln.

Mit Blick auf die eben beschriebene Biochemie ist das Sterben an und für sich nicht schmerzhaft. Richtig: Sterben tut nicht weh! Die Vorstellung, dass Sterben grausam sein muss, ist eng verbunden mit der gewaltigen psychischen Belastung, die du als Patient – und als Angehöriger – erlebst.[12] Sie hängt stark damit zusammen, dass der Weg zum Sterben oft schmerzhaft ist. Ganz am Ende des Lebens aber, wenn die Atmung weniger wird, sinkt der Sauerstoff in deinem Blut und versetzt dich in eine Art Dämmerschlaf, in dem du nur noch wenig mitbekommst von dem, was um dich herum und in dir passiert. Die größte Angst der Menschen ist, bei lebendigem Leib zu ersticken – was glücklicherweise selten vorkommt. Du erlebst die Angst, du erlebst aber nicht den Tod. Auch deshalb ist wichtig, dass du nicht alleine bist, wenn es so weit ist, dass jemand bei dir ist, der die Angst mit dir teilt.

WAS IST DER TOD?

Wenn Sterben ein Prozess ist, dann ist der Tod ein Zustand. Ein Vergleich: Der Übergang von *wach* über *müde* zu *schlafend* ist unscharf. Man kann aber meist sicher sagen, wenn ein Mensch schläft. Genauso ist es mit dem Tod. Es ist durchaus schwierig, den Übergang von *lebend* über *sterbend* zum *Tod* zu definieren, man kann aber irgendwann sicher sagen: Dieser Mensch ist tot.

Der unklare Übergang zum Tod ist, neben allem, was wir schon besprochen haben, auch einer immer professionelleren Medizin geschuldet. Heute können viele Organversagen durch Maschinen kompensiert werden – und taugen dadurch nicht mehr wirklich als Todeszeichen. Die Folgen: Eine »Klinisierung«

des Todes. Deshalb gibt es zwei verschiedene Todesbegriffe, die für viel Verwirrung sorgen; der *klinische Tod* und der *Hirntod*.[13] Ja, was denn nun?

Der klinische Tod ist der Tod, bei dem dein Kreislauf und deine Atmung enden. Herzstillstand. Es bleiben noch ein paar Minuten, die dein Körper ohne Sauerstoff aushalten kann, ein paar Momente also, um dich – ganz theoretisch – mit einer Reanimation wieder zurück ins Leben zu holen. Das funktioniert manchmal, das funktioniert manchmal nicht, und ist sicher dann nicht sinnvoll, wenn du am Ende einer schweren Krankheit stehst. Ohne Sauerstoff sterben deine Organe eines nach dem anderen, und vor allem das Gehirn sehr rasch und unwiederbringlich. Du hast keinen Puls mehr, und doch ist es gar nicht so einfach zu sagen, ob du nun wirklich tot bist.

Du bist zwar noch warm, aber deine Muskeln sind schlaff. Du reagierst nicht auf Ansprache oder auf Schmerzreize. Deine Pupillen sind weit und ziehen sich nicht zusammen, wenn man dir mit einer Taschenlampe in die Augen leuchtet. Aber Achtung: All diese beschriebenen Symptome sind keine sicheren Todeszeichen, können auch bei Erkrankungen des Gehirns, Vergiftungen oder Unterkühlung vorkommen und sind zumindest theoretisch umkehrbar.

Später dann, wenn man dich zur Seite dreht, kann es sein, dass du pfeifst und röchelst, und deine Angehörigen erschrecken fürchterlich, du hast ja geatmet, schnell, du lebst doch noch – oder? Und wenn man dich zur Seite dreht, scheidest du vielleicht Kot aus, noch mal ist da Leben, ist es doch noch nicht vorbei?

Es ist vorbei.

Nach einer halben Stunde sieht man erste Leichenflecken auf der Haut: Das ist Blut, das durch die Schwerkraft nach unten gezogen wird. Meist bilden sich diese Flecken vor allem am Rücken, weil du sehr wahrscheinlich im Liegen gestorben bist. Die Totenstarre setzt dann meist nach ein bis zwei Stunden ein. Deine Muskeln werden steif, weil ihnen die Energie fehlt, sich zu lösen. Diese Totenstarre gilt als sicheres Todeszeichen. Da ist nichts mehr zu machen. Die Starre löst sich erst nach zwei bis drei Tagen, wenn dein Körper zu verfaulen beginnt.

Woher kommen die Geräusche? Das ist Luft in den Atemwegen, die entweichen kann, wenn man dich als Leiche bewegt.

Und woher kommt der Kot? Die Muskulatur erschlafft zum Todeseintritt, der Darm entleert sich.

Etwas anders ist es bei hirntoten Patienten. Ihnen ist das Leben aus dem Kopf verflogen, was bedeutet: Die Tätigkeit des Gehirns, inklusive des Atemantriebs, ist erloschen.[14] [15] Und während Menschen, die Leichenflecken auf der Haut tragen, als klinisch tot und damit als »richtig« tot gelten, ist es beim Hirntod komplizierter. Zwar sind hirntote Menschen nicht mehr erweckbar, sie reagieren nicht mehr auf äußere Reize und atmen nicht mehr ohne fremde Hilfe. Dennoch lebt da irgendwas, mahnen manche Angehörige. Denn im Unterschied zum klinisch toten Patienten arbeitet der Körper. Hirntod-Patienten haben eine Verdauung und Wundheilung, theoretisch kann ein hirntoter Mensch über Jahre im Koma liegen. Diese Tatsache führen manche Kritiker der Hirntod-Definition als Argument an: So richtig mausetot kann der Patient ja offenbar nicht sein, wenn er an Maschinen angeschlossen bleibt. Weil hirntote Menschen oft noch Organe spenden, sprechen Kritiker sogar von »Ausweiden«. Denn ja, für eine Organspende wird dem hirntoten Menschen der Körper geöffnet, werden Herz, Niere oder Leber entnommen und einem anderen Menschen verpflanzt.

Für manche Laien mag es tatsächlich makaber klingen, dass einem Menschen Organe entnommen werden, dessen Fingernägel noch wachsen und dessen Haut noch rosig glänzt, der schwitzt und schnauft.[16] Doch ist sein Gehirn als Steuerzentrale des Körpers für immer und unwiederbringlich ausgefallen, die Kommandobrücke ist für immer kaputt. Die Definition des Todes muss selbstverständlich nicht mit einem spirituellen Verständnis von Tod einhergehen, medizinisch aber ist die Sache eindeutig.[17] Sobald die Ärztinnen die Maschinen abstellen, würden auch alle bis dahin intakten Organe sterben. Um das zu verstehen, lohnt sich ein Blick in die Vergangenheit: Bevor es technisch möglich war, einen Hirntod-Patienten künstlich mit Maschinen zu beatmen, war dieser immer und ganz klar sofort tot. Denn ohne Atmung kein Leben. Manche Experten fordern daher, den Begriff »Hirntod« zu ersetzen durch: »irreversibler Hirnfunktionsausfall«[18] – damit klar ist, dass das Gehirn unwiederbringlich nicht mehr zurück ins Leben findet; und damit auch nicht der Mensch.

Und doch wird in der Medizin und unter Laien heftig diskutiert, ob ein hirntoter Patient tatsächlich »tot« ist. Ist es ausschließlich das Gehirn, das uns zum Menschen macht? Sollte ein Mensch, der hirntot ist, nicht in Frieden gelassen werden, anstatt bei – tja, kann man das sagen? – *lebendigem* Leib aufgeschnitten zu werden, um Organe zu entnehmen?[19] [20] Andererseits: Der Leib mag leben, aber ist er ohne funktionierendes Gehirn mehr als nur eine Hülle aus Fleisch und Knochen? Und wie schwer wiegt bei dieser Abwägung das Recht auf Leben eines anderen Schwerkranken anderswo, den das Spenderorgan retten könnte? Die Frage nach der Definition des Todes ist also zwangsläufig verbunden mit der Frage, was das eigentlich ist: ein Mensch und ein würdevolles Leben.

3

DIE ANGST VOR DEM TOD

Herr Moos also liegt in seinem Bett und will gehen. Es ist bald so weit. Er öffnet die Augen nur noch unter Protest, es ist jetzt besser, ihn zu lassen. Die Ärztin deckt ihn ein bisschen zu, die Decke ist leicht, es sind ja 30 Grad da draußen, dort, wo der Himmel blau, die Stadt bunt und das Leben laut sind.

Die Angst vor dem Tod ist tief in uns Menschen verankert, doch mit Blick auf viele Patienten, die kurz vor dem Tod stehen, ist oft gar nicht so klar, ob sie wirklich die Angst vor dem Tod quält – oder die Angst vor dem Sterben. Auch Herr Moos fürchtet sich gewaltig, aber er fürchtet sich nicht vor dem Ende seines Lebens, er fürchtet sich vor dem Weg dorthin.

Wenn wir in diesem Buch über die Frage sprechen, wie Sterben ein Stückchen einfacher werden kann, dann geht es auch um die Frage: Was tun gegen diese Scheißangst? Denn, wie gesagt, Sterben wird noch übler, wenn man zu wenig darüber weiß, oder das Falsche weiß, oder auch: zu viel weiß. Eine verkorkste Gemengelage. Die du aber entwirren kannst, keine Sorge.

Zunächst musst du dir darüber klar werden, woher deine Angst eigentlich kommt. Ein Blick auf das Leben da draußen offenbart schon das Problem: Sterben ist heutzutage ein Konfliktthema. Der Tod gilt in einer Welt voller Hightech-Medizin als Niederlage, schlimmer noch: Sterben ist vielen Menschen fremd, der Tod den Wohnzimmern der modernen Welt entwichen. Menschen sterben heute nur noch selten im Kreis der

Familie, unter einem Dach mit vielen anderen Generationen. Obwohl wir alle immer älter werden, haben viele Menschen nur wenig Erfahrung mit dem Tod. Sie pflegen und sprechen und leiden und beruhigen nur selten einen sterbenden Menschen.

Übrigens fehlt vielen ebenso auch die Erfahrung mit Geburten. Das eigene Kind ist das erste, das sie wickeln und streicheln, die Aufregung ist unermesslich. Die Menschen hocken, könnte man denken, fortwährend in ihren SUVs und bleiben alleine, es fehlt ihnen die Erfahrung mit dem, was man Leben nennt. Und so kommt es, dass Menschen wie Herr Moos, oder wie vielleicht auch du, große Angst haben. Alles Unbekannte macht nun mal große Angst. Wie soll man schon etwas richtig machen, wenn man es nur einmal im Leben tut: sterben?[21]

Wobei der Tod zugleich heutzutage überall um uns herum ist. Ein kurzer Blick in den *Tatort* am Sonntagabend, in Krimis, Netflix-Serien oder die Nachrichten: Terror, Mord, Sterben. Aber dort immer nur als Tod unbekannter Menschen weit weg von dir und deinem Leben, du kannst ihn sehen, aber nicht spüren.

Die Ängste und Gefühle vermischen sich, jedoch ist es dennoch wichtig, zwei zentrale Ängste präziser zu unterscheiden. Die *Angst vor dem Sterben* ist zuerst einmal die *Angst vor dem Weg* hin zum Tod – die Angst, Qualen zu erleiden, zu ersticken, vor Schmerzen nicht mehr leben zu wollen. Wir werden in den folgenden Kapiteln darauf zu sprechen kommen, was man gegen diese Angst tun kann.

Die *Angst vor dem Tod* hingegen ist vielleicht etwas philosophischer, es ist die Angst, eines Tages weg zu sein. Aus dieser Welt zu verschwinden, aus einem Leben, das schön war, vielleicht nicht immer, sicher aber immer wieder. Eine solche Angst geht über die pure Medizin hinaus. Sie könnte daher kommen, dass du deine eigene Sterblichkeit fürchtest und verdrängst, weil das Wissen um den Tod so etwas wie die ultimative narzisstische Kränkung ist.[22] [23] Es kann doch nicht sein, dass *du* stirbst, du, der du so unverzichtbar bist im Leben anderer! Das klingt überheblich, zugegeben, aber vielleicht, wenn wir ganz ehrlich in uns hineinschauen, entdecken wir etwas von diesem Glauben in uns, der Vorstellung, dass es anderen ohne uns nicht gutgehen kann.

Die ganze Idee der Medizin und der medizinischen Forschung könnte in diesem Sinne ein riesiger Versuch sein, doch bitte alles dafür zu tun, diese Kränkung zu überwinden oder zumindest doch bitte hinauszuzögern.[24] Wer später gekränkt ist, lebt wenigstens heute noch mit einem Lächeln, so könnte man das sehen.

Meine These lautet, bitte widersprich mir, falls ich falschliege: In der Welt, in der wir leben, und damit spreche ich vom Zeitalter des Glaubens an die individuelle Freiheit und weniger des Glaubens an den lieben Gott, sind sämtliche Lebensumstände und ebenso der eigene Tod eine höchstpersönliche Sache geworden. Während früher der Tod eine Folge schlechter Hygiene, schlechter Medizin, schlechter Infrastruktur wie zum Beispiel eines fehlenden Kühlschranks (verdorbene Lebensmittel!) war, unterliegt er heutzutage – vermeintlich – deiner persönlichen Kontrolle. Und diese Kontrolle zu verlieren, fällt vielen Menschen schwer. Nicht Gott wird das Leben beenden, so wie man sich das früher erklärt hat, sondern du selbst stirbst; also musst du auch selbst damit klarkommen. Und das geht am besten, wenn du die Sache perfektionierst: wenn du so lebst und dich verhältst, dass dir der Tod möglichst wenig anhaben kann.

Vergiss es.

Früher einmal glaubten die Menschen an die reinigende Kraft des Fegefeuers, das es ihnen erlauben sollte, trotz ihrer irdischen Fehler den Himmel zu erreichen.[25] Eigentlich ganz praktisch. So etwas glaubt heute kein Mensch mehr, was also tun?

Ich würde sagen: Ein Fegefeuer braucht es nicht, irdische Fehler hin oder her, Sterben ist und bleibt höchstpersönlich, und ja, es ist die einzige Sicherheit im Leben. Für heutige Zeiten muss man es so formulieren: Die Angst vor dem Tod und die Angst vor dem Sterben sind beide verständlich. Sie sind menschlich – und du kannst sie ein Stück weit lindern, wenn du dir klarmachst, dass du nicht perfekt sterben kannst. Aber das musst du eben auch nicht. Der Tod ist keine Kränkung. Alles, was du tun kannst, ist, weniger schlecht zu sterben. Angst ist normal, und du bekommst sie besser in den Griff, wenn du verstehst, woher sie kommt. Wenn du dich traust, darüber zu sprechen. Denn noch schlimmer als Sterben ist Schweigen. Lass zu, dass andere, vielleicht auch fremde Menschen, in dein Leben eindringen, lass dir helfen, lass dich nicht kränken, lass dich nicht im Stich. Überwinde nicht deine Ängste, sondern deine Scham, was bedeutet: Sprich mit anderen Menschen darüber, was dich plagt.

Das hat ein paar Vorteile. Denn nicht selten verschwimmt deine Angst mit der deiner Angehörigen. Immer wieder spielen sich in Sterbezimmern ganz eigenartige Szenen ab: Plötzlich ist es nicht der todkranke Mensch, der beruhigt werden muss – sondern der Sterbende muss seinen Kindern, Enkeln und Freunden gut zureden: Macht euch keine Sorgen, ich gehe doch in Frieden.

Herr Moos möchte auch in Frieden gehen, aber er hat furchtbare Angst. Weil er alleine ist, kann er nicht nach Hause, und er kann ja nicht einmal mehr laufen. Er hat niemanden, den er beruhigen müsste, besser geht es ihm deswegen aber eindeutig nicht. Er leidet an den Folgen seiner Krankheit, er isst nicht mehr, und er leidet an der Einsamkeit, er hat niemanden mehr. Herr Moos trägt einen viel zu weiten Gürtel um die Hüfte, der Knopf der Hose liegt tief darunter, seine Kraft steckt nur noch in seinen Gedanken. Der ehemalige Leibwächter hat einen Bruder, er erzählt das unter Mühe, dieser hat ihn angeblich um sein Erbe betrogen, und er hatte daraufhin keine Lust, mit ihm zu sprechen. Jetzt könnte er ihn gebrauchen, aber der Bruder meldet sich in diesem Leben wohl nicht mehr.

Und dann kann er partout nicht schlafen, und das macht ihm Sorgen. Er liegt auch dann wach im Bett, wenn die Stundenzahl auf dem Wecker einstellig ist. Natürlich könnte man ihm jetzt ein Schlafmittel geben, auch ein starkes, denn man kann sich mit dem Geist gegen vieles wehren, potente Medikamente aber gehören nicht dazu. Doch mit dem Aufkommen der Palliativmedizin, auch darauf kommen wir später noch einmal zu sprechen, hat sich glücklicherweise der Gedanke durchgesetzt, dass Menschen keine Apparate sind, die nach dem Input-Output-Prinzip zu behandeln sind: Schlaflosigkeit? Da kann man doch Schlafmittel geben, und das Problem ist erledigt. Doch so einfach ist es nicht.

Zwar funktioniert der menschliche Körper auf biochemischer Ebene tatsächlich recht mechanisch, man kann mit Medikamenten Rezeptoren blockieren oder Botenstoffe zur Ausschüttung bringen, und zack, tritt die erwünschte Wirkung ein. Und natürlich kennt die Medizin eine ganze Reihe von Medikamenten, die gegen die Angst helfen – doch Vorsicht, du solltest damit behandelt und nicht betäubt werden. Besonders sogenannte *Benzodiazepine* helfen gut, auch für Patienten mit Schlafproblemen. Medikamente aus der Klasse der *Antidepressiva* helfen in der Regel bei schweren Depressionen, im Idealfall werden sie aber mit einer Psychotherapie kombiniert.[26]

Überhaupt ist ganz wichtig zu wissen, dass kein Medikament alleine helfen kann. Medizin muss immer den Menschen behandeln und nie nur ein einzelnes Problem. Eine Pille will, soll, darf Zuwendung nicht ersetzen. Psychologische Hilfe und soziale Unterstützung, auch im Krankenhaus, sind möglich – und du darfst die Ärzte danach fragen, nur keine Scheu.

Auch Herrn Moos ist nicht mit Schlafmitteln zu helfen, sondern mit ein paar schlauen Gedanken und Mut. Die Nachtschwester musste die ganze Zeit die Tür zu seinem Zimmer einen Spalt weit offen stehen lassen, denn sie klemmt und man hätte sie mit Gewalt ins Schloss ziehen müssen. Aber Herr Moos findet keine Ruhe, wenn Licht aus dem Flur in sein Zimmer scheint und dieses Licht ihn nach Südamerika zurückzieht, wo er früher gearbeitet hat. Das Licht aus dem Flur bringt ihn in Alarmstellung, braucht der Protegé, um den er sich als Leibwächter kümmerte, Schutz, droht ein Angriff? Als er es nach einiger Zeit endlich schafft, über diese Sorgen zu sprechen, als er den Ärzten seine Geschichte erzählt, klingeln im Gebäude sofort ein paar Telefone, und der Hausmeister kniet noch am gleichen Tag vor dem Türschloss, bis es endlich wieder einrasten kann. Und Herr Moos schläft ohne Schlafmittel noch ein paar Nächte ganz friedlich.

Ganz ähnlich wie mit der Schlaflosigkeit ist es auch mit Schmerzen. Natürlich helfen gegen Schmerzen starke Medikamente. Und manchmal hilft eben auch nichts anderes. Manchmal aber werden Schmerzen stärker, wenn man Angst (vor ihnen) hat. Die Angst vor Schmerzen verstärkt Schmerzen, Schmerzen verstärken die Angst, ein Teufelskreis. Wenn wir über die Angst sprechen, müssen wir über Schmerzen sprechen und darüber, was gegen sie zu tun ist. Ein würdevoller Tod ist nicht unbedingt ein Tod, wie man ihn sich als gesunder Mensch vorstellt: Opa geht abends ins Bett und wacht morgens nicht mehr auf. Viele Menschen haben es ungleich schwerer, sie kämpfen Stunden, Tage und Wochen, bis sie gehen. Besonders Krebspatienten fürchten sich oft davor. Patienten mit Lungen- oder Rachenkrebs zum Beispiel haben große Angst zu ersticken, bei lebendigem Leib qualvoll zu verbluten. Dagegen kann man etwas tun, es ist sicher nicht alles möglich, aber viel mehr, als du vielleicht denkst, mehr dazu später.

Menschen fürchten sich zudem, andere Menschen verlassen zu müssen, die sie lieben. Sie haben Angst, dass ihre Freundschaften und Lieben verschwinden, wenn sie verschwinden. Schon jetzt, beim Sterben, kommen Freunde oftmals nicht zu Besuch, bleiben Angehörige vielleicht schon seit Jahren fern, vielleicht auch weil sie überfordert sind mit dem Sterben. Oder vielleicht bist es auch du, der mit ihrer Überforderung überfordert ist. Statt dämliche Sprüche wie »Wird schon wieder« und »Immer dranbleiben« einfach lächelnd anzuhören, sagst du: Nö – bitte bleibt mir fern. Vielleicht auch, weil du nicht willst, dass andere sehen, wie du leidest, wie dein Körper abbaut und mit ihm das, was man mal Leben nannte, während du dich schon fühlst wie ein lebender Toter. Du hast vielleicht auch Angst vor der Abhängigkeit. Nichts geht mehr ohne Hilfe. Alleine sein, für dich sein, all das geht nicht mehr. Dein eigener Chef sein, oder zumindest Herr deiner Sinne und Glieder, so wie du es dein Leben lang warst, ist dir verwehrt. Selbst zur Toilette schaffst du es nur in Begleitung, das macht verdammt viel Angst.

Angst entsteht auch durch Nichtwissen, durch falsche Vorstellungen, durch viel zu hohe Erwartungen – oder durch zu viel Wissen. Bei jedem mag das anders sein, Herr Moos zum Beispiel will irgendwann nicht mehr wissen, wie es um ihn steht.

Er will seine Ruhe, weil Ruhe seine Angst lindert. Falsche Vorstellungen und hohe Erwartungen kommen mit Sicherheit von der fehlenden Erfahrung der Menschen, was das Sterbethema angeht. Fragt man heute gesunde Menschen, wie sie sich einen *guten Tod* vorstellen, antworten viele: ohne Schmerzen, schnell, zuhause. Diese Antworten sind nachvollziehbar, aber eben aus der Perspektive von Gesunden gesprochen. Tatsächlich stirbt in Deutschland nur gut ein Viertel der Menschen zuhause, der Rest in einem Krankenhaus oder Pflegeheim.[27] Und viele dieser Menschen sterben auch nicht »schnell« – was auch immer das heißen mag –, sondern über Wochen, Monate, Jahre hinweg. Eine Niederlage? Quatsch!

Spricht man im Krankenhaus mit Patienten kurz vor ihrem Tod, dann sagen viele von ihnen, dass sie froh sind, dort zu sein. Froh beispielsweise darüber, Hilfe rufen zu können, wenn sie welche brauchen. Die Bedürfnisse und auch die Perspektive ändern sich also während des Sterbens, und das ist auch gut so. Wer an seiner Vorstellung vom richtigen Sterben festhält, und das tun oftmals eher Angehörige (und belasten damit wiederum die Sterbenden), der wird enttäuscht sein. Gutes Sterben ist vielleicht ein bisschen wie eine Traumhochzeit: Wenn du alles bis ins Detail planst, von der Farbe der Platzkarten bis zum strahlenden Sommerwetter, dann wirst du enttäuscht sein, denn es geht mit Sicherheit irgendetwas schief. Wenn du aber offen an die Sache herantrittst, und das gilt auch für das Lebensende, wirst du entspannter sein – auch dann, wenn etwas nicht so läuft wie erhofft.

Teil dieser Offenheit kann auch sein, dass du dich auf Nichtwissen einlässt. Du als Patient hast das Recht zu erfahren, wie es um dich steht, eine Schweigepflicht gegenüber Patienten gibt es nicht. Du aber hast ebenso das Recht auf das Schweigen der

Ärztinnen, wenn du das willst. Das ist dein Recht auf Nichtwissen. Fordere dieses Recht ein, wenn du willst. Viele Patienten fragen ihre Ärzte, wie lange sie denn noch zu leben haben. Eine zutiefst menschliche Frage, die Ärzte nur ungern beantworten, einfach weil sie keine Hellseher sind. Natürlich gibt es etwa für Krebserkrankungen statistische Werte. Aber was heißt das schon, wenn beispielsweise die Rede von einer Ein-Jahr-Überlebensrate von 30 Prozent ist? Von 100 Patienten sind 70 nach einem Jahr verstorben, 30 leben weiter. Ein solcher Wert kann sowohl bedeuten, dass du noch zwei oder sogar drei Jahre leben kannst, als auch dass du schon nach wenigen Wochen tot bist. Oder, anders formuliert: Er sagt nichts über dein individuelles Schicksal aus. Er ist nur Statistik. Manchen Patienten hilft es, sich das zu vergegenwärtigen, andere dagegen verzweifeln an solchen Fakten. Es erfordert Größe, sich davon freizumachen. Wie eben Herr Moos, der am Ende rein gar nichts mehr von seiner Behandlung wissen will. Er schaltet einfach ab, wenn es um seine Therapie geht. Das mag störrisch wirken, es ist aber ein Selbstschutz, der legitim ist.

Manche Ärztinnen treffen in ihrem Berufsleben auf Patienten, deren Knochen der Krebs zerfressen hat und die doch bis kurz vor dem Tod sicher sind, bald wieder auf einem Pferd zu reiten, den Himmel sehen zu können und mit ihren Kindern zu lachen, so wie sie es immer getan oder manchmal auch ein ganzes Leben lang verpasst haben. Die Angst vor dem Tod hat viel zu tun mit vergebenen Chancen, mit Aussichtslosigkeit und der Sorge, anderen zur Last zu fallen. Du fürchtest dich vielleicht davor, dass dein Vermögen nicht reicht, um deine nahestehenden Menschen damit zu versorgen, oder du hast Angst, ganz banal, das Abitur deiner Tochter nicht mehr erleben zu können. Vielleicht ziehst du Bilanz, und die fällt schlecht aus, alles verpfuscht, nix geschafft.

Gegen alle diese Dinge helfen sicher keine Pillen, dagegen hilft es schlicht nicht, einfach zu verschwinden. Manche Menschen können sich noch einen Traum erfüllen, obwohl sie schwerkrank sind. Für manche ist es aber auch zu spät etwa für eine Reise, zu spät für einen Flug über das Meer, den blauen Himmel, den Strand und das Wasser. Dich kann dieser Konflikt zermürben, er macht dich traurig, und gegen diese Traurigkeit hilft kein Morphin, da gibt es keine einfache Lösung. Außer vielleicht – als Vorbereitung –, das Leben nicht Tag für Tag aufzuschieben, bis es plötzlich vorbei ist. Es hilft – wenn der Tod dann kommen mag – sprechen und sprechen und sprechen, und es helfen unkonventionelle Ideen: Warum eigentlich nicht das Abitur einfach ein paar Wochen früher feiern, auch wenn die Endnote noch nicht feststeht?

Deine Angst vor dem Tod oder dem Sterben kommt vielleicht auch daher, dass die Medizin keine Antworten auf die großen Fragen des Lebens kennt, dass sie den großen unbekannten Tod nicht entschlüsseln kann. Du hast vielleicht das Gefühl, der Tod hat in der Medizin gar keinen Platz, wer nicht zu heilen ist, wird von den Ärzten vergessen, da kann man nix machen, also tschüss? Doch ganz so ist es nicht. Es stimmt schon, die Sterbeforschung ist kein Milliardenmarkt, einerseits. Andererseits hat zum Beispiel die Palliativmedizin große Fortschritte gemacht, auch gibt es immer mehr Angebote für Sterbende und deren Angehörige, wie etwa Betreuungsdienste und Hospize. Sterben ist noch immer schwer, aber doch ein Stückchen leichter als noch vor Jahren.

Aber Angst zu haben, ist nicht krank oder unnormal. Angst ist menschlich, Angst gehört zu uns wie Sauerstoff zur Lunge. Und doch kann Angst krank machen, und kann Angst zur Krankheit werden. Es ist die Kunst der Medizin, zwischen Ursachen und Folgen der Angst zu unterscheiden. So kann die Lage der Dinge Angst machen, und wie es eben so ist, die Wahrheit schmerzt an manchen Tagen unglaublich. Manchmal sagt dann der Kopf Nein, sagt das Herz: Vergiss es, so wird es nicht sein, du wirst nicht sterben. Nicht-Wahrhaben-Wollen, sagen die Experten dazu, die Realität schlägt mit der Faust ins Gesicht, da blendest du die Prognose einfach aus, hörst sie nicht, siehst sie nicht, spürst sie nicht, und deine Angehörigen übrigens oft auch nicht. Du suchst dir eine einfache Erklärung, die ergibt zwar meist keinen Sinn, aber Sterben ist doch eh nicht logisch, oder?

Und Menschen, die Angst haben, zeigen ganz eindrückliche, auch manchmal für sie ganz untypische Eigenschaften, die ich an dieser Stelle sicher nicht alle aufschreiben kann. Ein paar seien aber genannt, zum Beispiel der Schritt zurück ins Kindsein. Du, der Sterbende, brauchst Schutz und verhältst dich wie jemand, der Schutz sucht, lässt Dinge für dich erledigen, die du eigentlich selbst erledigen könntest.

Und wer kein Kind wird, der ist an manchen Tagen aggressiv, ein häufiges Phänomen. Manchmal geht auch beides. Du schreist und nörgelst, du motzt und klagst, willst nicht sprechen und doch immer reden. Oder, dritte Möglichkeit, du siehst in deiner Zukunft Großes liegen, eine Krankheit, sagt dir der Verstand, ist eine brillante Chance, das wusste schon Schiller, nee, Sartre, egal. Die Namen klingen mächtig, und du, der Intellektuelle, Rationale, Aufgeklärte, lässt dich doch nicht unterkriegen, um Gottes willen, Sterben ist Teil der Kulturgeschichte und ebenso eben deiner Biographie, was, bitte schön, ist daran denn schlimm?

Auch hier helfen wohl keine Medikamente, sondern, tja, gute Sterbehilfe. Bitte? Schon richtig gelesen, die Medizin ist sehr gut darin, Ängste zu nehmen, wenn sie nur erkannt werden. Genau daran aber scheitern Ärzte und Pfleger regelmäßig, nicht weil sie zu blöd sind, sondern weil sich Ängste verstecken wie Bettwanzen, sie sind manchmal wirklich verdammt scheu. Doch gibt es Möglichkeiten. Menschen können würdevoll sterben, jetzt gleich sprechen wir über all das, keine Sorge. Wir sprechen jetzt über Sterbehilfe.

4

WAS HILFT GEGEN DIE ANGST? STERBEHILFE!

Und wenn die Angst dich überrennt, der Druck so groß wird, dass dein Herz zu platzen droht, dann werden sie kommen, die Gedanken an ein schnelles Ende, der Wunsch, dass es auf Knopfdruck vorbei ist, einfach so, jetzt und hier. Herr Moos, der Mann, der vor Jahren durch den Regenwald streifte, wünscht sich nichts als einen Strick am Baum. Er würde gern auf einen Stuhl steigen, in seinem Garten, und sich die Schlinge um den Hals legen, sie wäre aus Draht geflochten, mit Klemmen verschraubt. Er würde sich, so stellt er sich das vor, einfach sacken lassen, ganz tief und ganz schwer. Denn welche Freude im Leben kann man noch haben, wenn die Tochter, die Herr Moos noch nicht einmal hat, ihm die Socken anziehen muss, wenn die Pflegerinnen, die sich um ihn kümmern, seinen Hintern abzuwischen haben? Herr Moos also hat einen Traum. Die Schlinge mag brutal sein, sich ins Fleisch schneiden und die Blutgefäße zerquetschen, sie mag ihm den Atem abschnüren, das Gesicht färbt sich dunkel und lila, die Zunge quillt aus dem Mund. Die Augen weit aufgerissen, zappelt er wie ein Vögelchen im Wind, bis ihm der Draht das Genick bricht. Das ist seine süße Hoffnung, die gar nicht so süß ist, je länger er über sie nachdenkt.

Da könnte man doch besser sterben, oder? Dann doch bitte lieber Gift oder einen Schuss, dann doch wenigstens Sterbehilfe!

Die süße Hoffnung auf ein Ende ohne Qual und Leid, aus und vorbei, wann immer es passt, ist gespeist von Ängsten, die mächtig sind, Ängsten, wie sie immer wieder aufkochen: Socken nicht mehr anziehen können, Hintern nicht mehr selbst abputzen können, das Leben einfach nicht mehr anständig leben können. Die Panik davor taucht ständig auf, aber natürlich knotet Herr Moos keine Schlinge an einen Baum. Der Stuhl steht kerzengerade in seinem Zimmer, und das wird auch so bleiben.

Sterbehilfe also!

Gegenfrage: Was genau ist eigentlich so schlimm daran, wenn du dir die Socken nicht selbst anziehen und den Hintern nicht abputzen kannst? Du hast so doch schon einmal gelebt, als Baby, und Sterben ist der letzte Weg zurück zum Zellhaufen und zur Luft und zum Nichts, aus dem du gekommen bist. Das Leben als Kreis: Sterben heißt Zurückkehren; und das ist gar nicht schlimm. Man kann das durchaus so sehen.

Sterbehilfe also?

Gehen wir noch einmal zurück auf Anfang, zurück zu der Frau und ihrem verstorbenen Mann, den wir mitten in der Nacht aus dem Bett gezerrt haben, um zu versuchen, ihn wieder ins Leben zu holen; ein Leben, das dann allen Bemühungen zum Trotz noch in derselben Nacht zu Ende ging. Die Frau hat damals vollkommen richtig reagiert, sie rief den Notarzt, als ihr Mann nicht mehr atmete. Und sie machte doch gleichzeitig so etwas wie einen Fehler. In ihrer Panik vergaß sie, dass ihr Mann krank war. Er wollte *nicht* reanimiert werden, er wollte es gut sein lassen. Da brauchte es keinen Notarzt, sondern den Pfarrer. Da brauchte es keine Notfallmedizin, sondern Sterbehilfe.

Um zu verhindern, dass dir der Weg in den Tod unnötig schwergemacht wird, dass du nachts aus deinem Bett gezerrt wirst, obwohl du doch deine Reise schon längst begonnen hast, gilt es, ein paar Dinge zu beachten. Welche Möglichkeiten hast du außer dem Suizid, außer der Schlinge, wenn du mit dem Leben abgeschlossen hast, wenn deine Hüfte oder dein Hals vom Krebs zerfressen ist? Wenn du nicht mehr atmen willst, weil jeder Zug deine Brust zum Brodeln bringt?

Es ist Zeit, an dieser Stelle mit ein paar grundlegenden Irrtümern aufzuräumen. Wir müssen über Sterbehilfe sprechen, dringend. Krankenhausmedizin heißt heutzutage noch immer und vor allem: Versuchen, zu heilen – und genau das ist das Problem. Denn sterben heißt nicht unbedingt krank sein. Es gibt beim Sterben oft nichts zu heilen. Wenn du Menschen fragst, ob sie für oder gegen Sterbehilfe sind, dann sagen die meisten: dafür, ganz klar. Viele Menschen, egal ob sterbenskrank oder nicht, wollen dann Schluss machen, wenn sie es wollen, wenn sie sagen, es war gut – bis hierhin, und jetzt möchte ich gehen, das ist meine Entscheidung! Sterben als höchstpersönliche Entscheidung, wir hatten darüber bereits gesprochen.

Wenn du die Leute aber fragst, was genau Sterbehilfe für sie heißen soll, also: Hilfe beim Sterben oder Hilfe bei der Selbsttötung oder was denn jetzt eigentlich – dann überwiegen Rätselraten und Schulterzucken. Das Problem ist, dass völliges Chaos herrscht, ein Wortwirrwarr aus *aktiver Sterbehilfe, Tötung auf Verlangen, assistiertem Suizid, indirekter Sterbehilfe, passiver Sterbehilfe* – um nur die gängigsten Begriffe zu nennen. Und deshalb ist es wichtig, über den genauen Begriff der Sterbehilfe zu sprechen und auch zu streiten.

Sterbehilfe ist ein großes Dilemma, denn – andererseits – wollen viele Menschen *keine* Sterbehilfe. Vor allem Angehörige bitten Mediziner immer wieder, doch bitte alles zu tun, damit du nicht gehen musst. Sterbehilfe klingt für sie meist brutal nach einer aktiven Handlung, nach einem Arzt, der einen Knopf drückt oder eine Spritze ansetzt. Das Abstellen eines Atemgeräts ist eine solche aktive Handlung, und wenn das in einem Krankenhaus passiert, ja, dann hat die Frau Doktor den Opa umgebracht, oder etwa nicht?

Beim Stichwort Sterbehilfe denkst du vielleicht auch an Giftcocktails, an scheinbar dubiose Unternehmen in der Schweiz, an Politiker mit hochrotem Kopf, die streiten, ob man das denn darf, um Gottes willen, einen *Mord mit Erlaubnis* begehen: Auf keinen Fall, sagen die einen; unbedingt, die anderen, es gehe doch immerhin um die Freiheit des Menschen, auch ganz am Schluss.

Zurück auf Anfang.

Der Begriff *Sterbehilfe* könnte ein schönes Wort sein, wäre er nicht so negativ besetzt. Später werden wir versuchen, dem Ausdruck seine Schönheit zurückzugeben. Zunächst einmal bin ich aber davon überzeugt, dass die Debatte um Sterbehilfe eine Debatte ist, die vor allem gesunde Menschen führen, und kaum todkranke. Du magst den Eindruck haben, Sterbehilfe sei in der Klinik, im Heim, am Sterbebett das bestimmende Thema, das Megading schlechthin – das ist es aber selten. Man stirbt etwa so, wie man gelebt hat, heißt es so schön – und die Wünsche und Themen am Lebensende sind genauso vielfältig wie die Leben der Menschen.

Patienten am Ende ihres Lebens bitten um individuelle Begleitung, um Hilfe, um Ansprache, um Zuneigung, um Einsamkeit oder Geselligkeit, sie bitten um Schmerztherapie und Gespräche; selten um den baldigen Tod. Die allermeisten bitten also um Hilfe beim Sterben, und nicht um Sterbehilfe. Das muss man sich erst einmal klarmachen. Viele Menschen sterben nicht von heute auf morgen, sondern über Monate und Jahre. Sterbehilfe im Sinne von Gift, zack, tot, wäre da eine Vollbremsung auf freier Fahrt. Oft ist es ganz umgekehrt gut, wenn man das Leben auslaufen lässt; viele sterbende Menschen empfinden die Option einer Vollbremsung jedenfalls überhaupt nicht als angenehmen Gedanken, und das, obwohl sie schwerkrank sind. Es kommt schon vor, dass Patienten um Sterbehilfe bitten, keine Frage. Nur eben sehr selten.

Andererseits fragen Patienten ihre Ärzte, woher denn eigentlich die strikte medizinische Ablehnung der Sterbehilfe kommt, wenn die Ärzte doch mal den Beruf des Mediziners gewählt haben, weil sie Menschen helfen wollten. Der neue Paragraph 217 StGB ermöglicht es zumindest theoretisch Angehörigen, deinen Sterbewunsch zu unterstützen – und zwar straffrei. Wir werden gleich noch im Detail darüber sprechen. Ärzten ermöglicht er das nicht in jedem Fall. Das erscheint vielen Menschen als unlogisch.

Bevor wir über das Für und Wider der Sterbehilfe sprechen, hier kurz die wichtigsten Begriffe im Überblick:

Nicht freiverantwortlicher Suizid: Die Hilfe bei einem nicht freiverantwortlichen Suizid ist in Deutschland strafbar. Ein Suizid gilt dann als nicht freiverantwortlich, wenn der Patient nicht in der Lage ist, die Konsequenzen seines Wunsches zu erkennen, zum Beispiel aufgrund von Alkohol- oder Drogenkonsum oder eben aufgrund von Alter und Krankheit. Ein Suizid ist ebenfalls nicht freiverantwortlich, wenn die Entscheidung »auf Zwang, Drohung oder Täuschung beruht, es an einer tieferen Reflexion über den eigenen Todeswunsch fehlt oder der Entschluss nicht von innerer Festigkeit und Zielstrebigkeit getragen ist«.[28]

Wer einen solchen nicht freiverantwortlichen Suizid unterstützt, der macht sich unter Umständen strafbar wegen unterlassener Hilfeleistung (Paragraph 323c StGB), aber auch wegen Tötung durch Unterlassen (Paragraph 212, 13 StGB), wegen einer fahrlässigen Tötung (Paragraph 222 StGB) oder wegen einer vorsätzlichen Tötung (Paragraph 212 StGB).[29] Die Hilfe bei einem freiverantwortlichen Suizid hingegen ist zunächst nach dem im Jahr 2015 beschlossenen Paragraphen 217 StGB straffrei.[30]

Aktive Sterbehilfe bedeutet *Tötung auf Verlangen*, das besagt der Paragraph 216 StGB. Sie ist in Deutschland verboten und strafbar. Ein Beispiel: Du bittest deine Ärztin, dir eine tödliche Dosis eines Medikaments zu spritzen, was diese dann auch tut.

Assistierter Suizid: Im Unterschied zur Tötung auf Verlangen bleibt in diesem Fall die sogenannte *Tatherrschaft* bei dir, dem Patienten. Dies ist ein wichtiger Unterschied. Dein Arzt mag dir ein tödliches Medikament besorgen, du selbst aber bist es, der sich die Spritze setzt oder die Infusion zum Laufen bringt. Der assistierte Suizid kommt damit der im Volksmund bezeichneten Sterbehilfe wohl am nächsten. Der Arzt macht sich nach Paragraph 217 StGB aber nach wie vor strafbar, wenn das Medikament nicht zur Behandlung des Patienten verwendet wird, sondern zur Tötung, und wenn dies geschäftsmäßig geschieht und seine Handlung die Absicht hat, deine Selbsttötung zu fördern.[31]

Indirekte Sterbehilfe ist ein etwas kniffliger Begriff, der im Alltag immer wieder zu Verwirrungen führt. Ein Beispiel aus der Praxis, das häufig erzählt wird: Ein Arzt spritzt dir ein starkes Medikament (in der Regel Morphin), denn du leidest in der Sterbephase unter Schmerzen und Atemnot. Eine hohe Dosis ist erlaubt, wenn es keine andere Möglichkeit gibt, deine Beschwerden zu lindern – selbst dann, wenn dies die Sterbephase womöglich verkürzt. Wichtig ist, dass diese Verkürzung quasi lediglich als Nebenwirkung in Kauf genommen wird, nicht aber das Ziel der Therapie ist. Solche »indirekte« Sterbehilfe wird manchmal auch Sterbebegleitung genannt und meint eben genau das: Wenn es notwendig und erforderlich ist und auch deinem Willen entspricht, darfst und solltest du mit starken Medikamenten behandelt werden, auch dann, wenn »lebensverkürzende Nebenwirkungen nicht ausgeschlossen« sind.[32]

Letztlich ist dieser etwas schwammige Begriff allerdings mehr oder weniger Theorie: Mittlerweile ist wissenschaftlich gut belegt, dass Morphin und ebenso andere, ähnliche Medikamente bei korrekter Anwendung das Sterben gar nicht beschleunigen – im Gegenteil: Ein von Schmerzen und Angst befreiter Patient leidet weniger, was seinen Gesamtzustand verbessern und ihm unter Umständen sogar mehr Zeit bescheren kann.[33][34]

Verzicht auf Nahrung und Wasser: Heute weiß man, dass ein Körper kurz vor dem Tod seine Funktionen drosselt. Die Atmung wird langsamer und setzt manchmal sogar kurz aus, die Durchblutung nimmt ab, die Finger werden kalt, auch das Verlangen nach Essen und Wasser versiegt. Angehörige sollten das nicht verhindern, oder gar den Menschen zum Essen oder Trinken zwingen. Die Sorge, dass ein Mensch am Lebensende verhungert oder verdurstet, ist falsch; sie ist aus der Sicht von Gesunden gedacht. Sterbende Menschen haben in der Regel wenig bis kein Verlangen mehr nach Nahrung und Wasser, man stirbt nun mal nicht mit einer Flasche im Mundwinkel. Allerdings muss zweifelsfrei geklärt sein, dass die Ablehnung von Nahrung und Wasser allein mit dem Sterbeprozess zusammenhängt und nicht andere Ursachen hat.

Eine weitere, davon etwas abgelöste Form ist der *freiwillige Verzicht* von Patienten auf Essen und Trinken – quasi eine Form des Suizids. Immer wieder entscheiden sich Menschen bewusst, dass es jetzt für sie Zeit ist zu sterben, und lehnen dann schlicht jede Nahrungsaufnahme ab. Niemand weiß, wie viele Menschen sich tatsächlich zu dieser Form des Sterbens entschließen, und sicher gibt es hier Grenzbereiche und fließende Übergänge zu den gerade beschriebenen letzten Stunden, in denen die Nahrungsaufnahme ohnehin abnimmt. Menschen, die freiwillig auf Essen und Trinken verzichten, dürfen nicht, Achtung, wichtig, einfach in Ruhe gelassen werden. Sie brauchen, wie eigentlich jeder Mensch in seinen letzten Stunden, eine intensive Betreuung. Der Alltag zeigt, dass ihr Weg zu sterben weniger qualvoll sein kann, als man meint – ob er aber ganz ohne Leid ist, bleibt umstritten.[35] Ein Arzt oder Angehöriger, der einen schwerkranken Patienten bei einem derartigen freiwilligen Verzicht begleitet, macht sich übrigens in der Regel nicht strafbar, wenn es sich um eine Form der Sterbebegleitung handelt und nicht um eine geschäftsmäßige Hilfe zur Selbsttötung. Alles andere dagegen wäre bei einem solchen Wunsch des Patienten strafbar: Eine Zwangsernährung hat hohe juristische Hürden und ist eine Körperverletzung, geschieht sie gegen den Willen des Patienten.

Passive Sterbehilfe wird manchmal auch als »Behandlungsbegrenzung« bezeichnet; manche verwenden auch das unglückliche Wort *Behandlungsabbruch*. Diese Begriffe sind schlicht falsch, denn die Behandlung wird nicht abgebrochen und auch nicht begrenzt, sondern umgestellt. Dabei geht es darum, lebenserhaltende Maßnahmen, noch so ein schlimmes Wort, zu beenden, wenn sie entweder nicht mehr angezeigt sind oder aber dem Willen des Patienten widersprechen. Dies ist nicht nur nicht verboten, sondern, im Gegenteil, die Grundlage guter Medizin. Der renommierte Palliativmediziner Gian Domenico Borasio übersetzt die passive Sterbehilfe daher mit der Formulierung: »Zulassen des Sterbens«. Was bedeutet: die Nichteinleitung oder Nichtfortsetzung lebenserhaltender Maßnahmen.[36] Borasios Übersetzung kann dir helfen, Ängste vor der Idee der passiven Sterbehilfe abzubauen, besonders die Angst, die Kontrolle zu verlieren, wenn du Schmerzen, wenn du keine Kraft mehr hast. Dafür muss ich allerdings etwas ausholen.

Zunächst einmal ist es die Kernaufgabe einer jeden Medizinerin, Krankheit abzuwenden und Gesundheit herzustellen. Das klingt furchtbar formal. Einfacher gesprochen: Du hast Ohrenschmerzen. Der Arzt schaut sich das an und diagnostiziert eine Mittelohrentzündung. Er verordnet Bettruhe und vielleicht ein Antibiotikum. Nach ein paar Tagen stellt er bei einer Kontrolle fest, dass die Entzündung abgeklungen ist. Die Schmerzen sind verschwunden, der Patient geheilt, Auftrag erledigt. Tipptopp.

Nur ist es leider im Leben nicht immer so einfach wie mit einer Ohrenentzündung, besonders beim Sterben nicht. Es ist eine schwierige und durchaus auch philosophische Frage, wann eine Behandlung das Sterben verlängert – und nicht das Leben. Besonders bei komplexen Krankheiten wie einigen Formen von Krebs, aber auch multipler Sklerose oder Lungenfibrose im Endstadium ist eine solche Antwort pauschal nicht möglich. Eine ärztliche Maßnahme, noch so ein Unwort, wird (mit wenigen Ausnahmen, etwa bei Patienten mit schweren psychischen Krankheiten) zur Körperverletzung, wenn sie ihr anvisiertes Ziel überhaupt nicht erreichen kann oder gegen deinen Willen geschieht. Das ist verdammt wichtig zu wissen: Eine Zwangsbehandlung ist strafbar. Selbst wenn die Behandlung das Leben verlängern könnte, hast du etwa das Recht, eine künstliche Beatmung abzulehnen oder eine Chemotherapie zu beenden oder auch gar nicht erst anzufangen. Du hast das Recht, Schmerzmittel zu bekommen, du darfst auch rauchen, eine ganze Schachtel am Tag, so wie Herr B., den wir noch kennenlernen werden, in seinem Fall trotz eines Hirntumors, oder auch wegen ihm. Und Essen und Trinken musst du eben auch nicht, wenn du nicht willst, es ist deine Entscheidung.

Am Ende des Lebens sind viele Behandlungen eine Abwägungsfrage, die sich alle stellen: Ärzte, Angehörige und natürlich gerade auch Patienten. Und so kommt es, dass auch Herr Moos eines Tages von einer Bestrahlung nichts mehr wissen will. Er verweigert sich einfach. Er bleibt schlicht im Bett liegen und sagt, es reicht jetzt. Die Ärztin setzt sich an sein Bett: »Herr Moos, ich verstehe Sie gut, aber die Bestrahlung kann den Tumor etwas bremsen, es könnte Ihnen womöglich etwas besser gehen.« Herr Moos aber hat seine Entscheidung getroffen, und sie ist zu respektieren. In den folgenden Tagen verzieht er das Gesicht vor Schmerzen, und die Ärzte drücken auf die Knöpfe an der Spritzenpumpe, mehr Morphin, so lange, bis er nur noch selten sein Bett verlässt.

Die *palliative Sedierung* ist eine der letzten Optionen der Palliativmedizin. Meist wird damit schwere Atemnot behandelt, seltener ausschließlich starke Schmerzen. Ärztinnen steigern die Medikamente, oft Morphin in Kombination mit einem Benzodiazepin, so lange, bis der Patient schläft – mehr aber auch nicht, ein Atemstillstand ist bei korrekter Anwendung nicht zu erwarten. Diese Form der Behandlung ist legal, aber, wichtig, nur unter bestimmten Voraussetzungen zulässig: Sie hilft Patienten mit besonders schweren Schmerzen und Angstzuständen und macht ihnen ihren Zustand erträglicher. Die palliative Sedierung ist kein Turbogang in Richtung Tod.

Man unterscheidet zwei unterschiedliche Formen derartiger palliativer Sedierung: erstens die schrittweise Erhöhung der Schmerzmittel (meist Morphin), wenn zunehmende Angst vor Atemnot oder starke Schmerzen bestehen. Und zweitens die sofortige Sedierung, wenn Patienten wünschen, eine lebenserhaltende Behandlung zu beenden. Das einfachste Beispiel hierfür ist die künstliche Beatmung. Wird diese abgestellt, rückt der Tod schnell nahe. Damit der Patient aber nicht grausam erstickt, beginnen Ärzte vorher eine palliative Sedierung, meist mit sogenannten Benzodiazepinen, also Schlafmitteln, in Kombination mit Morphin.

Die palliative Sedierung steht allerdings vielfach in der Kritik. Manche Angehörige, aber auch Mediziner befürchten eine versteckte Form des assistierten Suizids, verschleiert durch eine scheinbar humane Therapie. Studien zu dieser Frage konnten allerdings zeigen, dass die Sedierungen an sich die Lebenszeit nicht verkürzten. Der Patient stirbt also in der Regel nicht an der Maßnahme, sondern an seiner Krankheit – beziehungsweise an seiner Entscheidung, eine lebenserhaltende Behandlung wie etwa eine Beatmung zu beenden. Bekommst du als Patient die Medikamente Schritt für Schritt und in korrekter Dosierung, kann man dich damit eigentlich nicht töten.[37][38][39][40]

Das große Problem an der palliativen Sedierung ist darum nicht das Know-how, sondern die emotionale Unsicherheit der Angehörigen. Denn der Unterschied zwischen fachgerechter Behandlung und Missbrauch ist für Laien von außen nur schwer zu unterscheiden. Angehörige befällt oft das Gefühl, dass Oma, Opa, Mama, Papa, das eigene Kind totgespritzt werden, denn es wird ja aktiv eine Spritze verabreicht, da rührt jemand Medikamente zusammen. Das führt mitunter dazu, dass aus falsch verstandener Fürsorge Angehörige oder auch Ärzte eine palliative Sedierung ablehnen – und damit dem Patienten nicht helfen, sondern ihn unnötig quälen.[41]

Du merkst schon, die Diskussion um Sterbehilfe ist noch viel komplexer, als zunächst gedacht. Erstaunlicherweise wissen viele Menschen, die darüber sprechen, gar nicht, dass einige der Punkte, die sie fordern, längst erlaubt sind.

Um die Sterbehilfe-Debatte jenseits solcher Informationen sinnvoll führen zu können, ist neben dem Wissen um die korrekten Begriffe wichtig zu verstehen, woher der Wunsch nach Sterbehilfe überhaupt kommt. Spricht man mit Menschen, die sich nichts mehr wünschen, als selbst zu entscheiden, wann sie sterben (was erst mal ein völlig nachvollziehbarer Wunsch ist), dann wird schnell klar: Viele fürchten sich vor dem Kontrollverlust (auch das ist völlig nachvollziehbar, wir haben darüber im Kapitel »Die Angst vor dem Tod« gesprochen).

Viele Menschen sagen: Am Ende wird die Natur immer siegen, und ein längeres Leben ist nicht immer ein besseres. Die hitzigen Debatten um die Sterbehilfe zeigen, wie sehr Menschen sich davor fürchten, im Krankenbett qualvoll auf den Tod warten zu müssen. In einer Umfrage der Krankenkasse DAK gaben 65 Prozent der Befragten an, besonders Angst vor Krebs zu haben, Platz zwei und drei der Furcht-Liste belegten Schlaganfall und Demenz.[42] Oft geht es bei solchen Sorgen gar nicht nur um die Angst vor Schmerzen, vor Leid und Trauer, sondern um etwas anderes: um die Angst, etwas Wichtiges im Leben zu verlieren, das nicht das Leben an sich ist, sondern die eigene Würde.

Fragst du Menschen, in welcher Situation sie sich einen assistierten Suizid wünschen würden, dann antworten viele: Demenz, Alzheimer, Schlaganfall, Totalausfall, komplette Lähmung, gewickelt werden zu müssen wie ein Kind, keine Kontrolle über Speichel, Urin, Stuhl zu haben, all diese Dinge. Ihnen allen geht es um Angst vor der Abhängigkeit von anderen, um Angst, anderen zur Last zu fallen, um Angst, alleine und nicht mehr autonomer Mensch zu sein.[43]

Der Wunsch nach Lebensverkürzung hängt also meist mit zwei Faktoren zusammen: Er ist ein Zusammenspiel der Persönlichkeit des Patienten mit seiner aktuellen Lebenssituation. Menschen, die nach Sterbehilfe fragen, haben zum einen meist ein großes Bedürfnis nach Kontrolle und Selbstbestimmung und sind zum anderen oft auch schlicht davon überzeugt, dass das Leben nun vorbei ist, dass quasi das letzte Kapitel der persönlichen Biographie beginnt – und der Tod nun kommen möge.[44]

Man muss bedenken, dass die Debatte um die Sterbehilfe auch eine Folge der modernen Medizin ist, die es überhaupt ermöglicht, schwerkranke Menschen am Leben zu halten, Patienten, die noch vor wenigen Jahrzehnten schlicht gestorben wären, man denke zum Beispiel an beatmete Patienten mit Querschnittslähmung. Es ist eine wichtige ethische Frage, ob die moderne Medizin diesen Menschen glücklicherweise helfen kann – oder andersherum grausame Schicksale produziert, in die diese Menschen niemals hätten geraten dürfen.[45]

Dazu ein vielzitiertes Beispiel: Eine Frau war nach einem Unfall vom Hals abwärts gelähmt und musste künstlich beatmet werden. Sie empfand ihr Leben als »unerträglich und entwürdigend«; sie wünschte zu sterben. Im Jahr 2004 beantragte sie beim Bundesinstitut für Arzneimittel und Medizinprodukte die Erlaubnis, ein Betäubungsmittel kaufen zu dürfen, um sich damit das Leben zu nehmen – zum Beispiel Natrium-Pentobarbital. Das Bundesinstitut aber lehnte den Antrag ab. Im Winter 2005 nahm sich die Frau in der Schweiz das Leben, ein Verein für Sterbehilfe half ihr dabei.[46]

Das Bundesverwaltungsgericht in Leipzig entschied viele Jahre später nachträglich in einem Grundsatzurteil, dass der »Zugang zu einem Betäubungsmittel, das eine schmerzlose Selbsttötung ermöglicht, in extremen Ausnahmesituationen nicht verwehrt werden darf«. Bedingung aber ist, dass das dem freien Willen des Patienten entspricht und es keine palliativmedizinischen Behandlungsalternativen gibt.[47]

Was genau dieser Richterspruch bedeuten mag und welche Auswirkung er auf die Medizin hat, ist beim Schreiben dieses Kapitels noch nicht abzusehen. Was sich aber heute schon sagen lässt: Die Frau hätte in Deutschland sterben können, ihr Wunsch hätte in Erfüllung gehen können. Denn eine künstliche Beatmung ist eine medizinische Maßnahme, die sie selbstverständlich hätte ablehnen dürfen. Sie wäre mithilfe einer palliativen Sedierung friedlich gestorben. Das ist keine Sterbehilfe, und ja, das ist legal, mehr noch, sogar zwingend geboten. Die Frau hätte nicht gegen ihren Willen beatmet werden dürfen, das wäre, wie bereits erwähnt, eine Körperverletzung.

Auch wenn in jedem Einzelfall die Details wichtig sind und generelle Aussagen immer begrenzten Wert haben, ist der das Urteil auslösende Fall ein gutes Beispiel dafür, wie wichtig es ist, sich von seriösen Medizinern über seine Möglichkeiten beraten zu lassen, wie wichtig es ist, eine *Vollmacht* zu haben, und wie wichtig es ist, den Willen des Patienten zu kennen – und zwar für Ärzte wie Angehörige. Wir sprechen darüber im Kapitel »Verschwinden I«.

Sterbehilfe also?

Puh. Alles nicht so einfach. Sollte man einfach so Schluss machen dürfen? Spritze, zack, tot? Darüber muss man diskutieren dürfen. Denn ja, es gibt immer wieder Patienten, die am Lebensende trotz bester Medizin leiden und denen nichts hilft, was auch immer versucht wird. Glücklicherweise sind sie die absolute Ausnahme, aber verschweigen möchte ich das dennoch nicht. Und deshalb bin ich persönlich davon überzeugt, dass die gesellschaftliche Debatte um den Umgang mit dem assistierten Suizid wichtig ist. Sie sollte nicht tabuisiert werden, die Argumente sollten stets ausgetauscht und hinterfragt werden. Die Diskussion ist sicher nicht zu Ende, vielleicht wird es sie nie sein. Denn vielleicht gibt es hier kein Richtig oder Falsch, vielleicht wird es das nie geben.

Ebenso wichtig ist mir allerdings, dass die Ausgangslage beim Diskutieren stimmt, dass dir die Begriffe und die bestehende Rechtslage klar sind, wenn die Diskussion aufkommt. Und weil

Begriffe so wichtig sind, will ich an dieser Stelle noch mal zurück zur Sterbehilfe kommen.

DER NEUE STERBEHILFEPARAGRAPH

Seit dem Jahr 2015 gilt in Deutschland ein Gesetz, das die »geschäftsmäßige Förderung der Selbsttötung« unter Strafe stellt. Ziel der Regelungen ist es, auf »Wiederholung angelegte, organisierte Formen des assistierten Suizids durch Sterbehilfevereine oder einzelne Sterbehelfer zu unterbinden«.[48]

Im Strafgesetzbuch heißt es hierzu:

> Paragraph 217 Geschäftsmäßige Förderung der Selbsttötung
> (1) Wer in der Absicht, die Selbsttötung eines anderen zu fördern, diesem hierzu geschäftsmäßig die Gelegenheit gewährt, verschafft oder vermittelt, wird mit Freiheitsstrafe bis zu drei Jahren oder mit Geldstrafe bestraft.
> (2) Als Teilnehmer bleibt straffrei, wer selbst nicht geschäftsmäßig handelt und entweder Angehöriger des in Absatz 1 genannten anderen ist oder diesem nahesteht.[49]

Dieser Paragraph 217 wird sehr kontrovers debattiert, die Kritik an ihm ist laut. Denn Angehörige oder Ärzte, die einem Menschen helfen, den Wunsch nach seinem Suizid zu erfüllen, bleiben straffrei – wenn es sich nicht um geschäftsmäßige Hilfe handelt. Genau dieser Punkt aber ist umstritten, es ist unklar, was *geschäftsmäßig* genau heißt. Im strengen Sinne handelt ein Arzt immer geschäftsmäßig und macht sich somit strafbar, sobald er einem Patienten bei der Selbsttötung hilft. Das führt dazu, dass manche Ärzte bereits bloße Gespräche zu diesem

Thema ablehnen, um nicht in den Verdacht zu kommen, sich nach Paragraph 217 strafbar zu machen. Was zwar juristisch falsch ist, wohl aber das Problem dieses Gesetzes aufzeigt. Denn solange ein Arzt-Patienten-Gespräch nicht den Zweck einer »Förderung der Selbsttötung« hat, kann es natürlich nicht strafbar sein. Wenn du also mit deinem Arzt lediglich über das Thema sprichst, bringst du ihn – theoretisch – nicht in die Bredouille. Praktisch aber befürchten das leider dennoch viele Ärzte; denn wo genau fängt die »Förderung« an? Wann gilt ein Gespräch über das Thema als Vorbereitung einer Straftat? Wenn diese Fragen dazu führen, dass Arzt und Patient nicht mehr miteinander sprechen, dann hilft die neue Regelung ganz gewiss nicht, das kann man wohl sagen.

RICHTIGES UND FALSCHES VOKABULAR

Die Frage nach den richtigen Begriffen ist eine Glaubensfrage. Es geht, wie schon erwähnt, um den Standpunkt: Ist der assistierte Suizid eine Möglichkeit, Menschen zu helfen? Begriffe wie aktive und passive Sterbehilfe verwirren viele Menschen, denn sie sind nicht intuitiv zu verstehen. Besser wäre es daher, die Begriffe (*ärztlich*) *assistierter Suizid* oder *Tötung auf Verlangen* zu verwenden – um die beiden unverständlichen Vokabeln *aktive Sterbehilfe* und *passive Sterbehilfe* abschaffen und überhaupt erst mal eine Gesprächsgrundlage bilden zu können. Doch genau diese Frage nach dem korrekten Vokabular spaltet bereits die Lager: Die einen sind der Meinung, dass der Begriff *Tötung* wichtig ist, um klarzumachen, um was es eigentlich geht. Sie lehnen den Begriff der Sterbehilfe, egal ob aktiv oder passiv, auch deshalb ab, weil er in ihren Ohren ein zynischer Euphemismus ist. Darin stecke das Wort »Hilfe«, also etwas Positives, worum es doch gerade nicht gehe. Das andere Lager sieht das genau anders: Tötung klingt nach Straftat, nach Mord, nach Messer, Blut und Qual. Der Begriff sei also eine bewusste Manipulation – und überhaupt nicht neutral, im Gegenteil: Er führe zu einer Kriminalisierung der Sterbehilfe, doch die Begleitung in den Tod und die Erfüllung des Patientenwunsches sei nicht kriminell, sondern das Menschlichste, was man tun könne.

Wer hat nun recht?

Eine Umfrage von infratest dimap im Frühjahr 2017 zeigte, dass die Mehrheit der Befragten die Suizidhilfe durch Ärzte befürwortet. 53 Prozent sagten, dass sie einem schwerstkranken Angehörigen mit der Beschaffung eines tödlichen Medikamentes helfen würden. 34 Prozent verneinten das, der Rest enthielt sich. 57 Prozent übrigens bewerten es als negativ, dass Ärzte durch den neuen Paragraphen 217 keine Suizidhilfe leisten dürfen.[50]

JA ZUR STERBEHILFE!

Fassen wir zusammen: Wenn du sterben willst, dann darfst du das. Es gibt kein Gesetz, das dir das verbietet. Das mag vielleicht komisch klingen, aber verschwinden zu wollen am Ende des Lebens ist keine Schwäche und keine Straftat, sondern Teil des Lebens. Lass dich, das ist wichtig, von der Debatte um Sterbehilfe nicht verunsichern, sondern bitte deine Angehörigen, dich zu begleiten. Und bitte bloß nicht darum, das Sterben zu verhindern. Bitte Ärzte und Angehörige um Sterbehilfe. Ja, richtig, ich plädiere für eine Umdeutung dieses eigentlich schönen Wortes, zurück zum eigentlichen Sinn: Hilfe *beim* Sterben. Niemand würde doch auf die Idee gekommen, etwas Anrüchiges mit dem Begriff *Geburtshilfe* zu verbinden – und genau darum geht es auch hier, nur nicht am Beginn, sondern am Ende des Lebens.

STERBEHILFE BEGINNT VIEL FRÜHER ALS GEDACHT

Sterbehilfe kann also für Angehörige und Freunde so aussehen, dass sie einem sterbenden Menschen dabei helfen, aus dem Leben zu gehen. Sterbehilfe kann banal sein, wie wir im Kapitel »Tipps und Tricks fürs Sterben« sehen werden, so wie im Beispiel von Herrn Moos, der nicht gehen kann, bevor er nicht die letzten Dinge erledigt hat. Sterbehilfe ist etwa Hilfe dabei, dein Auto abzumelden, deinen Mund zu befeuchten oder dir Musik zu besorgen, die du gerne hörst. Sterbehilfe ist es, Ärzte darauf hinzuweisen, dass du womöglich Schmerzen hast, unruhig bist, Angst hast, in Ruhe gelassen werden willst. Sterbehilfe bedeutet, für dich da zu sein, wenn du nicht in Einsamkeit gehen möchtest, und zu verschwinden, wenn du dabei alleine sein willst. Auch Herr Moos übrigens will nichts sehnlicher als seine Ruhe. Ruhe vor Bestrahlung, vor Chemotherapie, Ruhe vor blöden Fragen, das hat er genau so zu mir gesagt: »Sie fragen zu viel dummes Zeug, Herr Journalist. Lassen Sie mich in Ruhe!«

Die einen fürchten den Tod in Einsamkeit, die anderen nicht. Immer wieder passiert es, dass todkranke Menschen *nicht* sterben, als würden sie noch auf etwas, besser: auf jemanden warten. Und tatsächlich gibt es Fälle, da reist die Tochter, der Sohn, das Enkelkind von weither an, und keine Stunde später, im Kreise aller, verstirbt ihr Angehöriger. Das geht aber auch andersherum: Gehen die Familienmitglieder nur kurz aus dem Zimmer, ist der Mensch plötzlich tot. Auch das kommt vor. Schwer zu verstehen für die Nächsten, helfen sie dem Sterbenden doch, um bei ihm zu sein, für ihn da zu sein, für sich selbst.

STERBEHILFE HEISST SPRECHEN, NICHT SCHWEIGEN

Sprich mit deinem Partner, deinen Freunden, deinen Ärztinnen über deine Wünsche und Ängste. Sag ihnen, wie du dir deine letzten Stunden wünschst, und das übrigens auch als junger kerngesunder Mensch. Ich zum Beispiel habe meiner Frau klar gesagt, was passieren soll, wenn ich morgen einen schweren Unfall erleide, aus dem ich nicht mehr gesund herauskomme, wie ich mir Sterbehilfe wünsche. Mehr zu diesem Thema kommt später, in den Kapiteln »Kommunikation und Haltung beim Sterben« und »Verschwinden I«.

Und sprichst du über diese Themen, dann darf der Wunsch nach einem Gespräch über den assistierten Suizid oder über die Tötung auf Verlangen kein Tabu sein. Du hast als Patient das Recht, mit deinem Arzt darüber zu sprechen – und dein Arzt sollte sich verpflichtet fühlen, dir zuzuhören. Ein guter Arzt wird das tun und dich nicht verurteilen. Er wird dir erklären, wo die Grenzen der Medizin und des Rechts liegen und versuchen herauszufinden, woher dein Wunsch kommt – und welche Alternativen es gibt, denn mal eben Gift schlucken, das ist nun mal nicht. Der Alltag zeigt übrigens, dass Patienten, die ausführlich mit ihren Ärzten sprechen, oft von ihrem Wunsch nach einem Giftcocktail ablassen. Ganz sicher nicht ablassen solltest du aber von dem Wunsch danach, dass dir beim Sterben geholfen wird.

5

PALLIATIVMEDIZIN
WAS IST DAS?

Eigentlich soll Herr Moos nicht auf der Palliativstation sterben, denn Palliativstationen sind keine Sterbestationen, auch wenn man das immer wieder hört. So mancher denkt da an einen Folterkeller, letzte Ausfahrt Tod. Wenn Mediziner so etwas hören, schlagen sie die Hände über dem Kopf zusammen: Bloß nicht, auf Palliativstationen wird niemand umgebracht, um Gottes willen, nein! Gegen die Vorurteile hilft es nur, zu verstehen, dass die Medizin nicht machtlos ist, wenn es um das Sterben geht. Zeit also, mit ein paar Missverständnissen rund um die Palliativmedizin aufzuräumen.

WAS ÜBERHAUPT IST PALLIATIVMEDIZIN?

Bevor wir uns die Palliativmedizin genauer ansehen, sollten wir die Bedeutung zweier Begriffe klären, die eng mit dem Sterben verbunden sind und die oft falsch verstanden werden: *kurativ* und *palliativ*.

In *kurativ* steckt die Heilung drin, eine kurative Therapie hat das Ziel, dass der Patient wieder gesund wird. Das Wörtchen *palliativ* kommt ebenfalls aus dem Lateinischen und hat eine schöne Bedeutung: *Palliare* heißt »etwas mit einem Mantel umhüllen«. Die Palliativmedizin kann also etwas Wärmendes,

Sorgsames tun, wenn es nicht mehr darum geht, einen Menschen von seiner Krankheit zu befreien, sondern ihm zu ermöglichen, mit seiner Krankheit noch ein wenig leben zu können. Bei vielen Krebspatienten (aber hier ist Vorsicht geboten, denn *den einen* Krebs gibt es nicht!) zum Beispiel erschöpfen sich irgendwann die Möglichkeiten der kurativen Medizin, im Körper breiten sich Metastasen aus. Es geht dann nicht mehr darum, dich als Patient zu heilen, du wirst den Krebs nicht mehr los. Es geht darum, deine Lebensqualität zu halten, deine Beschwerden zu lindern. Es geht darum, dass du in Frieden leben kannst, bis der Tod kommt.

Manche Patienten meinen, dass das eigentliche Sterben dann beginnt, wenn die kurative Behandlung endet und die palliative anfängt. Doch diese Vorstellung ist nicht ganz richtig, denn der Übergang von einem kranken zu einem sterbenden Menschen ist nicht starr definiert. Er basiert auch auf einer menschlichen, und nicht ausschließlich auf einer medizinischen Beurteilung. So sind die beiden Begriffe entgegen der Meinung vieler Menschen eigentlich gar keine Gegensätze, sondern können sich sogar ergänzen.

Ziel der palliativen Behandlung soll sein, dir deine Angst zu nehmen und deine Lebensqualität zu erhalten, sie gar zu steigern, auch wenn man deine Krankheit nicht mehr bekämpfen kann. So wie bei Herrn Moos, der Krebs und er, sie sind nun mal nicht mehr zu trennen in diesem Leben. Die tägliche Erfahrung zeigt, dass das klappt – und Studien bestätigen das.[51] So kann eine gute Palliativversorgung zu einer höheren Lebensqualität führen, mehr noch, die Daten einer häufig zitierten Studie mit Lungenkrebspatienten zeigen, dass diese Menschen mitunter sogar länger lebten.[52] Sie sind oftmals weniger niedergeschlagen, zeigen weniger Anzeichen für eine Depression – und können sogar auf hohe Dosierungen von Schmerzmitteln verzichten.

VON WEGEN MENSCHLICH: DAS OPTIMIERTE STERBEN

Während die Palliativmedizin in den vergangenen Jahren immer mehr Aufmerksamkeit und viel Lob erhalten hat, gibt es doch auch kritische Stimmen. Diese erkennen einen Trend zum *optimierten Sterben*. Ich habe Angehörige erlebt, die sahen eine Palliativstation als Abschiebebahnhof: Patient kommt, Morphin rein, Patient tot. Völlige Entmenschlichung. So werden Palliativmediziner gelegentlich als Überbringer des Todes verunglimpft, die im Schein einer friedlichen Medizin Menschen das Leben rauben. Ich formuliere diese Vorbehalte bewusst distanziert, denn ich halte sie für bei Weitem nicht zutreffend. Die Deutungshoheit der Palliativmedizin, sagen ihre Kritiker, sei so mächtig geworden, dass jeder Mensch, der nicht am Ende seines Lebens palliativmedizinisch behandelt werde, ein Verlierer sei, jemand, der sich dem gegenwärtigen Stand der Medizin verweigere. Die Palliativmedizin führe dazu, dass Schmerzen und Leid verdrängt würden aus dem Alltag der Menschen, dass selbst der Tod zum perfekten Produkt werde. Fast, als werde da eine Kunstwelt geschaffen, die wenig mit der Realität des Sterbens zu tun habe.[53]

Ohne hier einen Debattenbeitrag als Antwort auf diese Anklage zu schreiben, möchte ich nur wenige Argumente anführen, die dir helfen können, eine eigene Meinung zu entwickeln. Denn völlig von der Hand zu weisen sind die Vorbehalte natürlich nicht. Zweifelsohne ist es so, dass das Sterben in unserer Gesellschaft wenig Platz hat und damit eine Nachfrage nach Auslagerung entsteht, die von der Palliativmedizin befriedigt wird. Andererseits wird das Sterben im Kreis der Familie in Erzählungen oft romantisiert. Die Palliativmedizin befriedigt also nicht nur den Wunsch vieler Angehörige, doch bitte die Verantwortung zu übernehmen, sondern sie kann Menschen helfen, die früher leiden mussten, manchmal bis zum letzten Atemzug.

Am ehesten lässt sich die Palliativmedizin als eine Art Allgemeinmedizin beschreiben, die sich auf Patienten am Lebensende konzentriert.[54] Dennoch wird niemand gezwungen, sie in Anspruch zu nehmen. Sie ist ein Angebot, keine Pflicht. Allerdings möchte ich davor warnen, die *Optimierung des Sterbens* grundsätzlich als etwas Schlimmes zu sehen. Historisch betrachtet wurden Ärzte als Todesboten verunglimpft und werden das manchmal auch heute noch, wenn sie ihren Patienten Morphin geben – das entgegen aller Kritik nachweislich gut hilft, Schmerzen zu lindern. Wir kommen darauf später noch einmal ausführlich zu sprechen.

Der Schaden dieser Anklagen war und ist womöglich nicht immer offensichtlich. Es ist der Forschung zu verdanken, dass ein Umdenken im Gange ist, denn heute kann schlicht viel besser als früher bewiesen werden, wie weitreichend entsprechende Behandlungsformen den Menschen ihre letzten Tage erleichtern können. Ich weiß nicht, was schlecht daran sein soll, das Sterben zu optimieren, wenn das bedeutet, einem Menschen so zu helfen, dass sein Sterben ein bisschen weniger schlimm wird. Solange, das muss klar sein, diese Hilfe für dich als Patienten ohne jeden Druck geschieht. Was einen schmalen Grat darstellt, keine Frage. Mangelnde Zuneigung, Geld- und Zeitdruck, Technisierung und Optimierung im Allgemeinen –

all diesen Vorwürfen ist die moderne Medizin völlig zu Recht ausgesetzt. Es ist wichtig, sie nicht unter den Teppich zu kehren. Nicht jeder Fortschritt ist tatsächlich einer, aber auch nicht jeder Fortschritt ist generell ein Schritt in Richtung Entmenschlichung. Gerade die Palliativmedizin warnt deutlich davor, sterbende Menschen mit Hochleistungsmedizin zu malträtieren; ja, sie mahnt sogar beständig, Menschen doch bitte in Frieden gehen zu lassen, nur eben mit der Unterstützung, die sie brauchen.

WO IST DER RICHTIGE ORT ZUM STERBEN?

In der Debatte um das optimierte Sterben tauchen immer wieder Palliativstationen auf, die es doch bitte häufiger geben müsse, fordern die einen. Die es eigentlich gar nicht so häufig brauche, sagen die anderen. Die Wahrheit liegt wahrscheinlich irgendwo in der Mitte, denn Krankenhausstationen sollten tatsächlich eher die Spitze der Versorgungspyramide sein und nicht zwingend ihr Fundament. Sie sind für Patienten gedacht, die besonders intensiv betreut werden müssen. Ob es dennoch mehr Angebote für genau diese Patienten geben sollte, ist umstritten. Etwa 4500 stationäre Betten verteilt auf etwa 300 Palliativstationen und 200 Hospize gibt es derzeit in Deutschland. Notwendig aber wären 7000 bis 8000 Betten, schätzen Experten der Deutschen Gesellschaft für Palliativmedizin – wobei diese natürlich auch das Interesse verfolgen, ihre Angebote auszubauen.[55]

Eigentlich aber beginnt die Betreuung sterbender Menschen nicht im Krankenhaus, sondern beim Allgemeinarzt – der im Idealfall dein persönlicher Spezialist ist, weil er dich schon seit Jahren kennt. Danach kommen mobile Palliativteams zum Hausbesuch. Und erst dann sind die stationären Einrichtungen dran, wie eben Hospize und Palliativstationen. Das wäre die optimale Reihenfolge der Betreuung, quasi das Lehrbuchbeispiel.

UND? KLAPPT DAS?

Na ja. Ein Blick in die Statistik zeigt: Etwa zwei Drittel der Befragten einer repräsentativen Erhebung zum Thema »Sterben in Deutschland«[56] wollen zuhause sterben und keine graue Krankenhausdecke sehen, bevor sie die Augen schließen. Mehr als 40 Prozent der Menschen in Deutschland aber sterben nach wie vor im Krankenhaus, manche wider Willen, was aber sicher noch besser ist als ohne jegliche Hilfe.

Zunächst einmal musst du verstehen, dass aus Sicht der Medizin gerne jeder Mensch zuhause sterben darf, wenn er das denn möchte. Das Problem ist nur, dass nicht jeder so friedlich stirbt, wie man sich das gern vorstellt: Abends ins Bett, morgens nicht mehr aufstehen. Die Geschichte von Herrn Moos zeigt, wie kompliziert Sterben sein kann. Es ist in vielen Fällen ein Kampf, den du alleine nicht gewinnen kannst. Der Kampf besteht nicht darin, dem Tod zu entgehen, sondern der Qual. Weil du alleine ihn sehr wahrscheinlich verlieren wirst, solltest du dir von jemandem helfen lassen, der das kann: von Palliativmedizinern. Und diese sind nun mal vor allem im Krankenhaus zu finden. Manche Ärzte sagen, dass der Wunsch nach dem Sterben zuhause eigentlich immer umzusetzen wäre – wenn es nur genug Personal gäbe, um die Menschen dort zu begleiten. Andererseits sind manche Krankheiten so kompliziert, dass die Versorgung zuhause nur unter extremem Aufwand möglich ist.

Der Wunsch, zuhause sterben zu dürfen, in vertrauter Umgebung, ist nur zu verständlich – allerdings vor allem aus Sicht eines gesunden Menschen. Tatsächlich wird das Sterben zuhause in einigen Büchern zum Thema sogar zum »Leitziel« oder zur »Idealvorstellung« eines »guten Todes« erklärt.[57] Das Problem an dieser »Idealvorstellung« ist, dass sie eine Norm und damit eine Erwartung erzeugt, die in vielen Fällen nicht eingelöst werden kann. Doch legen viele Menschen zugleich Wert auf Selbstbestimmung, auf Entscheidungshoheit. Das birgt riesiges Konfliktpotential, wenn es um die Frage geht, wo ein Mensch zu sterben wünscht.[58]

Um ein solches Spannungsfeld abzubauen, ist immer zuerst Aufklärung nötig. Dazu muss man erst einmal den Wunsch, zuhause zu sterben, verstehen. Also: Du willst nicht alleine sterben müssen, ohne Qual und körperlichen Schmerz, dafür aber mit Unterstützung bei der Suche nach der Sinnfrage. Es liegt nahe, dass du vermutest, das alles dort zu bekommen, wo du dich zuhause fühlst. Und genau das ist das Problem. Das eigene Zuhause ist meist ein guter Ort zum Leben. Zum Sterben aber nicht unbedingt, denn Sterben ist unberechenbar, Sterben ist eine Naturgewalt, gegen die der Mensch nicht ankommt. Zuhause friedlich im Sessel einschlafen zu wollen, ist eine schöne Vorstellung; aber was, wenn das Sterben ein Sturm ist, der deinen Kahn durch die Wellen peitscht, dir das Segel zerrupft und die Masten bricht?

Ich kannte eine Patientin, die war für ein paar Tage auf der Palliativstation und wollte unbedingt nach Hause. Durfte sie. Dort aber erging es ihr rasch immer schlechter. Ihr Mann war kraftlos, er konnte sie nicht versorgen. Eine Woche später kam sie zurück auf Station, vollkommen erschöpft und ausgezehrt. Sie hatte eine Stunde später das ganze Bett vollgepieselt und war sogar zu müde, um danach nach Hilfe zu rufen.

Der richtige Ort zum Sterben ist also immer der, an dem man zum richtigen Zeitpunkt optimale Hilfe bekommt. Das kann, muss aber nicht zwingend zuhause sein. Zwar sind – theoretisch – wenige Patienten derart krank, dass sie nicht zuhause sterben könnten – doch zuhause sterben kann hohen Aufwand und übrigens auch hohe Kosten bedeuten. Ein Krankenhaus oder ein Hospiz bieten in manchen Fällen den notwendigen Schutz und die Gewissheit, dass jemand da ist, der helfen kann.

UND MEINE FAMILIE?

Erfahrungsgemäß befürworten Angehörige immer dann eine Entscheidung, etwa die Wahl des »richtigen« Ortes, wenn sie das Gefühl haben, dass die Entscheidung deinem Willen entspricht. Das ist nachvollziehbar. Aber auch ein Problem, denn letztlich bedeutet das: Du musst fortwährend den Druck deiner Familie abfedern, du musst entscheiden, niemand anderes stellt sich der Verantwortung. Dagegen kann vor allem helfen, frühzeitig deinen Willen klargemacht zu haben. Gerade Patienten, die lange schwer krank sind und womöglich schon in vielen Krankenhäusern waren, kennen sich sehr gut mit medizinischen Details aus und haben auch eine klare Vorstellung, wie ihre Behandlung erfolgen sollte.

Patienten, die in ein Krankenhaus oder Hospiz kommen, brauchen oft einige Tage, zwei, drei, vier, bis sie sich an die neue Umgebung gewöhnt haben. Als Angehöriger kannst du sie unterstützen, indem du etwa mögliches Unwohlsein nicht sofort als ein Alarmsignal verstärkst, sondern eher hilfst, dass sich dein Verwandter oder Partner eingewöhnt. Es ist wichtig, dass du als Angehöriger nicht sofort verunsichert bist, wenn ein Mensch aggressiv reagiert oder niedergeschlagen wirkt. All das kann, besonders bei einem Anfang an einem neuen Ort, jederzeit passieren, und das musst du durchstehen. Es kann ein Zeichen dafür sein, dass sich der Patient langfristig unwohl fühlt, aber das muss es ganz sicher nicht.[59]

VERSCHIEDENE ANGEBOTE DER PALLIATIVMEDIZIN

Auch um dem Vorwurf zu begegnen, dass Palliativstationen im Krankenhaus reine Sterbestationen sind, hat sich in den vergangenen Jahren ein neues Angebot entwickelt: Die sogenannte *Spezialisierte ambulante palliative Versorgung* – kurz SAPV. Sie bietet die Möglichkeit, sterbende Menschen zuhause, in ihrer gewohnten Umgebung, (weiter) zu versorgen. Um es noch mal zu sagen: Palliativstationen im Krankenhaus sind nicht zwingend die Endstation, sondern eine Möglichkeit, deinen Zustand so zu verbessern, dass du wieder nach Hause darfst – und dort gegebenenfalls von einem solchen Team weiterversorgt wirst.

Solche ambulanten Palliativ- und Pflegedienste, manchmal auch *Palliative Care Teams* genannt, helfen dir und deinen Angehörigen zuhause und sind idealerweise Tag und Nacht erreichbar – Ärzte, Pfleger und auch Therapeuten. Sie geben dir oder deinen Angehörigen Tipps zur Pflege, überprüfen Verbände und Medikamente und, ja, raten auch, wieder in eine Klinik zu gehen, wenn sie den Eindruck haben, dass es zuhause nicht gut funktioniert. Sie bieten letztlich auch eine Hilfe zur Selbsthilfe.

Ambulante Palliativteams sind je nach Bundesland unterschiedlich organisiert, ein bisschen Chaos herrscht da schon, keine Frage. Wichtig ist aber zu wissen, dass sie die dir womöglich bekannten Versorgungsmöglichkeiten nicht ersetzen, sondern unterstützen wollen. Also: Der Hausarzt und die Familie sind weiterhin wichtig, und beide werden dir hoffentlich helfen, wenn du sie brauchst.

Eigentlich sollen derartige ambulante Angebote auch für den Großteil der Patienten ausreichen. Nur Patienten, die eine intensivere Betreuung benötigen und in einer akuten Krise stecken, sollen im Krankenhaus auf einer Palliativstation behandelt werden. In der Theorie mag das einleuchten, in der Praxis aber kommen häufig auch Patienten mit weniger schweren Problemen auf eine solche Station.

Dennoch sind Palliativstationen in Krankenhäusern keine Sterbestationen. Stationäre Palliativmedizin hat im Unterschied zur ambulanten Versorgungens die Aufgabe, jene Menschen zu behandeln, die zuhause oder in einem Pflegeheim nicht behandelt und versorgt werden können, weil entweder niemand da ist oder weil die Symptome derart schwerwiegend sind, dass die Menschen unter ärztlicher Aufsicht stehen sollten. Zusätzlich bieten viele Palliativstationen auch Seelsorge für Patienten und ihre Angehörigen an, um sie bei den letzten Schritten im Leben zu begleiten. Es kommt immer wieder vor, dass ein Patient auf einer Palliativstation stirbt, das ist weder die Regel noch die Ausnahme, es ist weder erwünscht noch nicht gewollt. Viele Patienten bleiben ein paar Tage oder vielleicht eine Woche auf der Palliativstation. Die Ärzte bekommen in dieser Zeit etwa eine Übelkeit in den Griff, stellen Medikamente ein, die Verdauung, den Schlaf. Wenn es keine medizinische Not gibt, soll und darf ein Patient die Station verlassen – dorthin, wohin er sich wünscht.

Und manchmal also, ja, klar, sterben auch Menschen auf einer Palliativstation. Da gibt es Patienten, die einfach wegdämmern, die Kinder am Bettrand, der letzte Wunsch der Mutter ist erfüllt, machen wir, versprochen, mach's gut Mama.

Andere Patienten leiden an schweren Halstumoren, nach vielen Jahren Alkohol und Zigaretten ein gar nicht so seltenes Bild. Diese Tumore drücken auf die Halsschlagadern und die Luftröhre, manche Patienten spucken immer wieder Blut. Oft ist nicht klar, ob und wann der Tumor die Luftröhre durchbricht oder Blutgefäße verletzt, die Menschen würden dann verbluten – oder am eigenen Blut ersticken. Solche Tumore sind selten zu operieren, die Patienten haben keine Chance. Sie können nur abwarten, bis es endlich passiert. Die Ärzte bereiten dann ein Notfallset vor, vor allem mit Morphin und Benzodiazepin, damit den Menschen der Schmerz genommen wird, vor allem aber die Angst. Die Angst vor dem Ersticken ist manchmal schlimmer als jeder Schmerz, und wenn es so weit ist, muss es darum schnell gehen, eine hohe Dosis wird verabreicht. Auch das ist Sterbehilfe, und auch diese Patienten sterben dann einigermaßen gut, das Bett ist voll mit hellem Blut aus Mund und Nase, sie sterben vielleicht nicht friedlich, aber doch ohne größte Qual.

Ein *Hospiz* wiederum, und dieser Unterschied ist wichtig, ist eine vom Krankenhaus unabhängige Einrichtung, in der Menschen sterben dürfen, weil sie es zuhause nicht können oder wollen. Manche sagen *Sterbehaus* dazu. Herr Moos zum Beispiel soll, es wird dann nicht mehr klappen, in einem Hospiz untergebracht werden, und zwar aus zwei Gründen. Erstens gibt es niemanden, der ihn zuhause betreuen könnte, niemanden, der ihm mal ein Glas Wasser bringt, wenn er danach fragt, niemanden, der mit ihm spricht, wenn er einfach mal sprechen will. Und zweitens drückt Herrn Moos' Tumor auf seinen Hals, und es kann niemand vorhersagen, ob und wann es zu schwerer Atemnot kommt. Gegen die Angst zu ersticken helfen wie besprochen zum Beispiel starke Schmerzmittel, die ihm allerdings jemand geben muss, wenn es so weit ist.

Patienten im Hospiz kommen und *bleiben* zum Sterben. Auch hier werden sie von Ärzten betreut, aber nicht wie im Krankenhaus rund um die Uhr, sondern ein-, zweimal die Woche, wenn es überhaupt nötig ist. In Hospizen leben Menschen in einer möglichst wohnlichen Atmosphäre, sie soll eher an die eigenen vier Wände erinnern als an kalte Krankenhausflure. Menschen sollen im Hospiz einen Alltag haben, manchmal sogar gemeinsam singen oder essen, wenn denn gewünscht. Patienten werden übrigens auch oft *Gäste* genannt, was manche etwas absonderlich finden, denn niemand macht doch dort Urlaub. Das stimmt ganz zweifelsohne, und dennoch ist es ein Versuch, Menschen als Menschen zu sehen, und eben nicht als Patienten. Und Sterben als Sterben zu sehen, und nicht als Krankheit.

Wenn du jetzt ein bisschen den Überblick verloren hast, SAPV, Hospiz, was denn nun, dann keine Sorge. Es gibt im Internet einen sehr nützlichen Wegweiser, der dir hilft, ein passendes Angebot in deiner Nähe zu finden; und der dir hilft, Ansprechpartner zu suchen, die deine Fragen beantworten: www.wegweiser-hospiz-palliativmedizin.de

SCHMERZ IST MEHR ALS AUA. DAS TOTAL-PAIN-MODELL

Wie bereits erwähnt, besteht eine gute Versorgung am Lebensende aus mehr als nur purer Medizin, aus mehr als Medikament rein, Problem gelöst. Um etwas besser zu verstehen, aus welchen Komponenten sich gute Sterbehilfe zusammensetzt, lohnt sich ein Blick auf das sogenannte *Total-Pain-Modell*.

Ohne in die Biochemie oder auch in die Geschichte und Philosophie des Schmerzes einsteigen zu wollen, sollte dir klar sein, dass Schmerzen immer mehrere Ebenen haben. Es ist hinlänglich bekannt und auch wissenschaftlich erwiesen, dass Menschen Schmerzen ganz unterschiedlich wahrnehmen, abhängig von ihrer jeweiligen Situation. Ein praktisches Beispiel sind Fußballspieler, die nach einem üblen Foul noch eine ganze Halbzeit kicken können und erst nach Abpfiff merken, dass der Schädel wackelt oder zumindest das Nasenbein gebrochen ist. Andersherum kann es sein, dass eigentlich leichte Schmerzen dann besonders stark werden, wenn du dich in einer scheinbar verzweifelten Lage befindest. Die britische Ärztin und Mitbegründerin der Palliativversorgung Cicely Saunders hat Schmerzen bereits in den 1960er Jahren als eine vierschichtige Pyramide beschrieben, heute bekannt als das Total-Pain-Modell. Diesem zufolge hat das Leid eines Menschen eine körperliche, eine psychische, eine soziale und eine spirituelle Ebene – mit deutlichen Überschneidungen.[60] Letztlich baut die eine Ebene auf der anderen auf, und so ist es die Aufgabe der modernen Medizin, alle diese Ebenen zu berücksichtigen, und zwar in einer geordneten Reihenfolge.

Seit vielen Jahren, auch heute noch, beschäftigen sich Wissenschaftler mit der Frage, warum Schmerztherapie bei vielen schwerkranken Menschen nicht immer den gewünschten Erfolg erzielt. Um Missverständnisse zu vermeiden: Ein starkes Schmerzmittel schießt mit ausreichender Dosis jeden Patienten ab, will sagen: Morphin extrem hoch = Schmerzen runter; aber eben auch Geist und Verstand. Genau das will man ja eben nicht. Oder zumindest: nicht immer.

Hast du körperliche Schmerzen, zum Beispiel, wenn ein Tumor ein Organ durchspießt – dann brauchst du starke Schmerzmittel, da hilft es für den Moment nicht, über deine Lebenssituation zu sprechen. Sind diese Schmerzen medikamentös aber gelindert, kann genau ein solches Gespräch weitere Erleichterung bringen. Es ist also falsch, die Medizin und insbesondere die Palliativmedizin ausschließlich auf Medikamente zu reduzieren. Du kennst das vielleicht von dir selbst, man sagt ja so schön, in der Trauer tut die Seele weh, und diesen Schmerz kann man eben auch im Körper spüren.

Das Total-Pain-Modell erklärt auch, warum es so verdammt schwierig ist, gute Sterbehilfe in einzelne Kategorien zu unterteilen. Denn letztlich wird Sterben nur dann ein bisschen weniger schlimm, wenn der Mensch als Ganzes gesehen und behandelt wird. Das klingt jetzt wieder furchtbar formal, daher ein paar Beispiele.

Die erste Dimension ist der *körperliche Schmerz*. Er kann in Wellen kommen, bohrend sein, spitz oder stechend. Er kann drücken oder ziehen, er brandet heran, weil ein Tumor auf Nervengeflechte drückt, kann durch Knochenbrüche oder Schwellungen entstehen.

Die zweite Dimension ist der *psychische Schmerz*. Dazu zählen wir Gefühle von Hilflosigkeit, Depression, Niedergeschlagenheit.

Die dritte Dimension ist der *soziale Schmerz*. Wie geht es weiter mit der Ehefrau, den Kindern, deinem Mann, wenn du mal nicht mehr bist, wer zahlt die Schulden ab, wer die Miete? Was passiert, wenn du keine Familie hast oder dir niemand aus deiner Familie helfen will?

Die vierte Dimension ist der *spirituelle Schmerz*. Wie wäre dein Leben gelaufen, wenn du mehr gearbeitet hättest – oder weniger? Vielleicht bist du krank geworden, fragst du dich, weil du zu viel gesündigt hast: Wenig gebetet, viel Rotwein getrunken. Oder andersherum: Du haderst mit deinem kargen Leben; hättest du doch mehr gelebt, mehr gesündigt, mehr Rotwein, mehr Zeit mit den Kindern, weniger Pflichterfüllung. Job, Karriere, nichts als Arbeit, der ganze Scheiß.

Hinzu kommt, zusätzlich zu den vier Dimensionen, meine Eigenerfindung: der *Surround-Schmerz*. Er ist nicht im Total-Pain-Modell vorgesehen, aber vielleicht eine sinnvolle Erweiterung. Surround soll bedeuten: Um dich herum, im räumlichen Nahbereich, wo einiges zu beachten ist, wir sprechen im Kapitel »Tipps und Tricks fürs Sterben« noch ausführlicher darüber, was du hier wie machen kannst. Die Erfahrungen ganz nah um dich herum sind wichtig, Patienten nehmen Schmerzen nämlich auch dann als besonders stark wahr, wenn eigentlich ganz einfache Umstände nicht passen. Etwa wenn deine Grundbedürfnisse nicht befriedigt sind, es beispielsweise zu hell, zu laut, zu feucht ist im Zimmer. Oder du aufs Klo musst und nicht kannst, weil dein Zimmernachbar das Bad blockiert. Wenn du schlicht überfordert bist mit der Medikamenteneinnahme. Wenn du zu wenig weißt oder dir Sorgen machst, weil dir niemand erklärt, wie genau das funktioniert mit dem Sterben und dem Tod.

Das Total-Pain-Modell versucht also, um die vergangenen Absätze zusammenzufassen, den Blick zu weiten: weg vom Schmerzmedikament als einzige Lösung. Das macht die Sache kompliziert, denn klar, Medikament rein, Patient zufrieden, das wäre schön, aber so läuft es eben nicht. Was genau dir im Sinne des Total-Pain-Modells helfen kann, ist logischerweise von deiner konkreten Situation abhängig, dazu können diese Zeilen nur ein Anstoß sein. Den einen plagen die Schulden auf dem Haus, der anderen raubt die Frage nach dem falschen Lebensentwurf den Schlaf, manchmal kommen alle Schmerzdimensionen zusammen und verknoten sich zu einem großen Chaos.

Aus diesem Kuddelmuddel gehen die vier Bausteine der Palliativmedizin hervor, hier noch mal grob zusammengefasst: [61] [62] [63]

1. *Symptomkontrolle*: Aufgabe der Palliativmedizin ist es, Schmerzen, Atemnot, Erbrechen, Verstopfungen, Verwirrtheit und Depressionen zu mildern, sie manchmal sogar zu vertreiben. Wir sprechen hier in diesem Kapitel darüber.

2. *Psychosoziale Unterstützung von Patienten und Angehörigen*: Das Leid der Angehörigen ist oft groß und vergrößert damit auch das Leid der Patienten. Psychosoziale Begleitung bedeutet, Probleme außerhalb der Medizin zu erkennen und zu lösen, damit sie ein medizinisches Problem nicht verstärken: Ängste, Sorgen, Trauer. Wir sprechen darüber im Kapitel »›Richtig‹ sterben. Geht das überhaupt?«.

3. *Praktische Hilfe:* Die einfachen Dinge helfen enorm – nicht nur graue Theorie, Sterbehilfe heißt anpacken. Mehr dazu im Kapitel »Tipps und Tricks fürs Sterben«.

4. *Kommunikation*: Wenn Menschen nicht miteinander sprechen, wird das knifflig mit dem guten Sterben. Mehr dazu im Kapitel »Kommunikation und Haltung beim Sterben«.

WAS TUN GEGEN SCHMERZEN? ODER AUCH: MORPHIN – DIE WUNDERWAFFE DER PALLIATIVMEDIZIN?

Beginnen wir mit Baustein Nummer eins, der Symptomkontrolle. Das bedeutet, stark vereinfacht, dass es nur dann wichtig ist, die Ursache einer Beschwerde zu ermitteln, wenn dadurch das Problem beseitigt werden kann. Erbricht ein Patient, könnte das zum Beispiel an einer Unverträglichkeit eines Medikaments liegen. Oft aber ist die Ursache nicht so wichtig, das ist häufig bei Schmerzen der Fall. Immer dann, wenn die Suche nach einer Ursache die Therapie nicht ändern würde, darf man in der Palliativmedizin darauf verzichten. Wozu aufwendige Untersuchungen, Labor, Röntgen, Pipapo, wenn sich die Therapie dadurch nicht ändert? Es geht bei Schmerzen, ganz klar, um den richtigen Einsatz von Schmerzmedikamenten. Sie wirken nicht ganz so wie das Vanilleeis, das Herr Moos gerne lutscht, wenn vielleicht auch Ähnlichkeiten zu beobachten sind: *Opiate* und ihre synthetische Form, *Opioide*. Viele Menschen schrecken zurück, wenn sie diese beiden Begriffe hören, Opium, das klingt nach Heroinjunkies am Bahnhof, bloß nicht. Sogar manche Ärzte sehen das noch immer so, unter Palliativmedizinern ist manchmal von einer regelrechten *Opioid-Sturheit* die Rede.

Schon lange aber werden diese Schmerzmittel in der Palliativmedizin sehr erfolgreich eingesetzt, allen voran das bekannte Morphin, ein Klassiker der Medizin, seit Jahrzehnten bewährt. Das Problem ist nur ein bisschen, dass Morphin, wie auch andere Substanzen (Fentanyl, Methadon, Buprenorphin, Hydromorphon, Oxycodon – nur, damit du die Worte schon mal gehört hast), in Deutschland unter das sogenannte Betäubungsmittelgesetz fällt. Das klingt natürlich wieder nach Betäubung und Sucht und Droge, worum es aber überhaupt nicht geht. Tatsächlich waren Morphin und Co. viele Jahre lang eher unsichere Medikamente, weil sie sehr schnell wirkten und damit stets die Gefahr der Überdosis bestand – und weil sie eben auch (Alb-)Träume auslösten.

Heute sind ihre Grundsubstanzen weiterhin Teile der Drogenlabore weltweit, und auch heute noch sterben Menschen an Überdosierungen. In der Schmerzmedizin allerdings werden Morphin und Co. so eingesetzt, dass sie deutlich langsamer und länger wirken und damit meistens den Rausch auslassen. Und dir eben auch nicht den Atem rauben und dich stumpf betäuben, auch wenn das Gesetz noch immer einen solchen Namen trägt. Es kursieren leider nach wie vor zahlreiche Märchen und Mythen über das Medikament, zum Beispiel, dass man es nur zum Sterben bekommt, und wenn, dann ist es bald vorbei – was beides Quatsch ist. Auch Angst vor Abhängigkeit und Sucht braucht heute kein Patient mehr zu haben, im Gegenteil: Wurden früher starke Opioide erst dann verabreicht, wenn der Schmerz den Körper zermürbt hatte, werden die Medikamente heute schon viel früher eingesetzt, damit es gar nicht erst so weit kommt. Der Tod kann dir einen Knüppel zwischen die Beine werfen, da bringt es dann eben nichts, erst mal mit Tigerbalsam oder einer Tablette Aspirin anzufangen. Eigentlich logisch. Andererseits sieht das sogenannte Schmerzstufenschema der Weltgesundheitsorganisation vor, nicht sofort mit schweren Waffen auf eine leichte Brise feuern, sondern leichte Schmerzen auch mit leichten Medikamenten zu bekämpfen.

Daran ist nichts auszusetzen, allerdings darf man diese Treppe des Schemas nicht als Podest missverstehen: Die Medaille in Form von Morphin gibt's erst, wenn du dich als Patient durch die anderen, weniger starken Medikamente vor- und hochgekämpft hast. Das ist natürlich Blödsinn, denn Schmerzaushalten ist keine ehrenwerte Sportart, und schon gar nicht beim Sterben.

Man kann, ja, muss Morphin langsam dosieren und Schritt für Schritt steigern, um es an den Schmerz anzupassen. Denn Schmerz zerstört das innere Gleichgewicht, Schmerz bricht einen Menschen von innen, Schmerz frisst die Seele eines Menschen Stück für Stück, man kann sich als gesunder Mensch nicht ansatzweise vorstellen, welche Zerstörungskraft starke Schmerzen haben können. Deshalb ist gute Schmerztherapie wichtig und ein essenzieller Bestandteil guter Sterbehilfe. Und deshalb ist Morphin wichtig. Die langsame und überlegte Anwendung von Morphin für sterbende Menschen ist mittlerweile gut erforscht. Erst bei hohen Dosierungen tritt ein, was viele fürchten und was deshalb auch wirklich gewollt sein muss: Du schläfst ein und atmest weiterhin von alleine. Alle Details zu dieser sogenannten *palliativen Sedierung* findest du im Kapitel »Was hilft gegen die Angst? Sterbehilfe!«.

Um zu verstehen, wie sehr du leidest, fragen dich Ärzte und Pfleger oft nach deinen Schmerzen auf einer Skala von null bis 10. Das klingt beim ersten Mal etwas verwirrend, hilft aber, die Schmerzen zu erfassen und zu dokumentieren und die Therapie anzupassen. Also: Stufe null wären gar keine Schmerzen und Stufe 10 die für dich schlimmsten vorstellbaren Schmerzen. Wenn du nicht mehr in der Lage bist, auf die Frage nach dieser Skala zu antworten, werden die Mediziner versuchen, Schmerzzeichen an deinem Verhalten abzulesen. Stirnrunzeln, starkes Schwitzen oder Stöhnen können solche Zeichen sein.

Andererseits sind Morphin und Co. keine Zuckerkugeln. Sie haben Nebenwirkungen (leidvoll bekannt ist etwa die Verstopfung). Sie zählen zu den schärfsten Waffen, die die Schmerzmedizin kennt, und sollten daher nicht verharmlost werden, was leider auch immer wieder passiert. Es gibt da ein Pendel der Extreme, mal werden Morphin und Co. verteufelt und dann wieder völlig unkritisch verschrieben. Die Opioid-Krise in den USA ist ein solches Beispiel für das Schwingen des Pendels, denn der Einstieg in die Drogensucht Hunderttausender hat mit dem leichtfertigen Verschreiben viel zu starker Opioide in Arztpraxen begonnen.[64] Der Anfang in eine solche Sucht ist noch heute häufig die unkritische Verordnung von Schmerzpflastern (die oftmals das im Vergleich zu Morphin deutlich potentere Fentanyl als Wirkstoff enthalten) bei manchmal eher leichten Beschwerden wie Rückenschmerzen. Auch in Deutschland passiert es leider, auch in der Sterbebegleitung, dass Patienten manchmal Morphin in der Blutbahn haben, bevor überhaupt klar ist, was genau eigentlich ihr Problem ist. Morphin macht ruhig, und Ruhe scheint bisweilen ein zu wichtiges Ziel mancher Formen der Medizin zu sein, egal ob Sterbende dabei gegen ihren Willen ruhiggestellt werden. So etwas darf natürlich nicht passieren.

In vielen anderen Fällen aber kann dir Morphin sogar noch Leben schenken. Ein ungewolltes, unkontrolliertes Wegdämmern, wie es viele fürchten, passiert nicht, im Gegenteil: Zahlreiche Studien und auch der Alltag zeigen, dass Patienten mitunter regelrecht aufblühen und wieder Interesse am Leben gewinnen, wenn sie erst ihre Schmerzen unter Kontrolle haben. Das ist übrigens ein ganz wunderbares Beispiel dafür, wie gute Sterbehilfe die Lebensqualität eines Menschen steigern kann und eben nicht den Tod bringt. Morphin und andere Schmerzmedikamente machen den Menschen sicher nicht gesund, aber manchmal kann er wieder lächeln – mit schmerzverzerrtem Gesicht geht das nun mal gar nicht. Beim Verschreiben starker Schmerzmedikamente geht es daher darum, mit dem Arzt zu klären, was das Ziel der Behandlung sein soll. Völlige Schmerzfreiheit ohne auch nur die geringsten Nebenwirkungen? Nun, das wäre eher die Quadratur des Kreises als Krankenhausalltag. Sorry, geht nicht. Aber: Schmerzen gut in den Griff bekommen, sodass du sie vielleicht noch spürst, sie dich aber nicht um den Verstand bringen – bei leichten Nebenwirkungen, wie zum Beispiel ab und an einem flauen Magen? Das kann klappen. Und so bekommt auch Herr Moos Morphin, in Form einer Brause zum Auflösen. Noch ein Glas Wasser dazu, und fertig ist die Kiste. Das hilft Herrn Moos, in Ruhe zu schlafen, aber nicht, weil ihn das Morphin ins Kissen drückt. Das ist der Krebs, der das tut; er kostet den Körper viel Kraft.

Wenn wir hier so zugewandt über das Verschreiben von Schmerzmitteln sprechen, dann geht es im Übrigen nicht um eine Wellnesskur, sondern um ein globales Problem, das unvorstellbares Leid hervorruft: Mehr als 25 Millionen Menschen weltweit, darunter etwa 2,5 Millionen Kinder, sterben jedes Jahr ohne palliativmedizinische Begleitung, unter schlechter oder ganz ohne Schmerztherapie. Das entspricht etwa der Hälfte aller Todesfälle der Welt. Laut einer aktuellen Studie leidet die Menschheit weltweit an einer fürchterlichen Schmerzkrise:

Millionen Erwachsene und Kinder – besonders in armen Ländern – haben wenig bis gar keinen Zugang zu ordentlicher Schmerztherapie und leben und sterben so unter entsetzlicher und eigentlich vermeidbarer Qual.[65]

ÜBELKEIT UND ERBRECHEN: WAS TUN?

Ein weiteres häufiges Problem bei der Begleitung sterbender Menschen ist die Übelkeit. Menschen am Lebensende erbrechen leider sehr häufig, doch der Magen ist bald leer. Der Brechreiz aber bleibt – eine furchtbare Qual.

Hilfe gegen solche Übelkeit ist eine wichtige Aufgabe der Palliativmedizin, die – wie so oft – nur dann richtig effektiv ist, wenn Ärzte die Ursache kennen. Gar nicht so leicht, denn der Mensch erbricht aus vielen Gründen, das können Infektionen sein, Hirntumore, Störungen des Gleichgewichts, Verstopfungen, Nebenwirkungen von Medikamenten wie zum Beispiel Antibiotika – oder schlicht die pure Angst.

Erbrechen an sich ist schon eine Qual, dann aber kommen oft noch Begleitsymptome wie heftiges Schwitzen hinzu, die Augen tränen, der Puls rast, und du nässt ein, dein Schritt ist plötzlich ganz nass, ohne dass du etwas gemerkt hast. Erbrechen isoliert, viele Angehörige meiden dich, weil sie den Anblick und die Geräusche schwer ertragen können.

Und deshalb ist es wichtig, dass du als Sterbender nicht einfach »etwas gegen die Übelkeit« bekommst, sondern gemeinsam mit den Ärzten an den Ursachen forschst: Verträgst du ein bestimmtes Medikament nicht? Gibt es zu ihm eine gute Alternative? Hast du Probleme mit einem bestimmten Nahrungsmittel? Oder ist es die Angst, die dich quält?

Daher: Iss und trink dann, wann es dir beliebt, mach dich frei von Stundenplänen. Frag nach Essen, auf das du Lust hast, und sag Nein zu Essen, das dich schon beim Anblick schüttelt. Lass dir keinesfalls Essen und Trinken aufdrängen (»du musst doch was essen, hör mal!«). Da auch Verstopfung Übelkeit verursacht, kann es helfen, wenn erst einmal unten alles raus ist, bevor oben wieder etwas reinkommt. Für etwas Entspannung sorgen die richtige Sitz- oder Liegeposition, Zähneputzen, frische Luft.

Manchmal helfen bestimmte Medikamente, sogenannte *Antiemetika*, die getrunken, gespritzt oder als Zäpfchen verabreicht werden können. Ihre Wirkstoffe wirken alle etwas unterschiedlich im Körper – weshalb wichtig ist, die genaue Ursache für deine Beschwerden zu kennen. Auch die Kombination verschiedener Substanzen ist möglich. Ein bekanntes Präparat ist MCP, aber auch Medikamente aus der Gruppe der Antihistaminika und Neuroleptika kommen gelegentlich zum Einsatz, wie zum Beispiel Haldol, das man eigentlich, nicht wundern, zur Behandlung von Schizophrenie aus der Psychiatrie kennt.

Und so zählt, wie bereits erwähnt, zum schwierigen Thema des Essen und Trinkens am Lebensende auch der Verzicht auf genau dieses Essen und Trinken. Hunger und Durst sind ein hochemotionales Anliegen für Menschen, die Sterbende begleiten. Angehörige schleppen manchmal Massen an Essen an das Sterbebett, die allesamt unberührt bleiben – oder aber unter Qualen und großem Leidensdruck verspeist werden. Einen Menschen mit Wasser und Nahrung zu versorgen, ist für Angehörige die leichteste Art, helfen zu können. Und zugleich sind Essen und Trinken ultimative Grundbedürfnisse eines jeden Menschen, man kann also doch um Gottes willen einen Menschen nicht ohne Wasser und Brot lassen – und schon gar nicht einen Sterbenden.

Man kann.

Es ist verständlicherweise für Angehörige schwer zu verstehen, dass diese Hilfe nicht ankommt, ja dass sie sogar schaden kann. Nicht selten kaufen die Ehefrauen oder Schwiegerväter beim Bio-Feinkost das teuerste Essen, tütenweise, und der Sterbende rührt nichts davon an oder erbricht alles. Die Enttäuschung ist groß – doch nicht selten erleben Patienten sogar eine überraschende Entspannung und manchmal sogar Besserung des Zustands in dem Moment, in dem sie vom Zwang, essen und trinken zu müssen, befreit werden.

Wenn Angehörige meinen, einen Menschen zum Beispiel mit besonders vielen Getränken versorgen zu müssen, kann dies den Patienten sogar wirklich quälen – denn der Körper muss das aufgenommene Wasser verarbeiten, was er meist nicht mehr kann. Die Niere stellt in der Sterbephase wie der gesamte Körper nach und nach die Arbeit ein, das Wasser kann also nicht mehr wegtransportiert werden und landet im Gewebe – und in der Lunge. Und Wasser in der Lunge führt zu Atemnot.

Besser ist es also, das »allmähliche Austrocknen« zuzulassen, denn das kann sogar angenehm sein. Es gibt deutliche Hinweise, dass durch Flüssigkeitsmangel bei Sterbenden Schmerzen abnehmen, sogar Euphoriegefühle entstehen können. Auch müssen die Patienten weniger auf Toilette und ersparen sich mühsames Umlagern oder einen Katheter; sie erbrechen seltener und müssen weniger Schleim abhusten.[66]

Auch das Thema *Magensonde*, in der Fachsprache »perkutane endoskopische Gastrostomie« (PEG) genannt, hat in den vergangenen Jahren viel Aufregung ausgelöst. Eine Magensonde ist eigentlich eine gute Sache, sie ermöglicht es, Menschen zu versorgen, die nicht mehr selbst essen und trinken wollen oder können. Zahlreiche Untersuchungen weisen allerdings darauf hin, dass die Gefahr einer Infektion durch eine Magensonde hoch ist, während sie oftmals die Lebensqualität des Menschen nicht steigert, sondern eher dem Pflegeheim hilft, Personal zu sparen und Geld zu verdienen. Denn einen Menschen zu füttern, das kostet manchmal geradezu unendlich viel Zeit.[67]

Es gibt selbstredend Ausnahmen von diesem Vorbehalt, wie beispielsweise bei Patienten mit Speiseröhrentumor, durch den eine mechanische Blockade des Zugangs zum Magen entsteht, die nur mit Sonde überwunden werden kann. Ansonsten ist die Magensonde aber oft eher eine Nabelschnur des Seniorenheims, Klammer auf, Essen rein, Mensch satt, fertig.

Und deshalb sollten Angehörige gemeinsam mit den behandelnden Ärzten kritisch prüfen, ob eine Magensonde wirklich notwendig ist. Würde man den Patienten ohne Sonde »verhungern« lassen? Oder eher: sterben lassen?

Denn ebenso falsch wie die Überversorgung von Sterbenden ist der Glaube, man müsse rein gar nichts tun für einen Sterbenden in puncto Hunger und Durst. Es ist zum Beispiel gut, die Lippen eines Sterbenden mit Wasser zu benetzen, auch kleine Eiswürfel funktionieren ganz gut, genau wie eine Sprühflasche oder ein Schwämmchen. Man kann das Gesicht mit einem feuchten Tuch abwischen, Lippenpflege ist sinnvoll. Nur sollte man nie seine Finger in den Mund des Sterbenden stecken. Denn erstens mögen die wenigsten Menschen ungefragt fremde Finger im Mund, und zweitens kann der Patient reflexhaft zubeißen.[68]

ATEMLOS DURCH DIE NACHT. MUSS DAS SEIN?

Ähnlich groß wie die Angst vor dem Erbrechen ist auch die Angst, am Lebensende qualvoll ersticken zu müssen. Diese Angst ist eines der häufigsten Gesprächsthemen in der Palliativmedizin. Dahinter steckt ein furchtbares Dilemma, denn die Atemnot, die viele Patienten an ihrem Lebensende kennen, sei es aus Erschöpfung oder durch ihre jeweilige Krankheit, macht Angst – und die Angst führt dann zu noch größerer Atemnot.

Das Problem ist nur: Atemnot ist *nicht* das Gleiche wie Sauerstoffmangel – auch wenn es gut gemeint ist, hilft eine Nasensonde mit Sauerstoff nicht immer. Schlimmer noch, sie schadet in manchen Fällen sogar. Denn Sauerstoff trocknet die Schleimhäute aus, was das Durstgefühl steigert, die logische Folge ist oft, mehr Wasser in den Körper zu kippen. Doch kann viel getrunkenes Wasser den Körper eines sterbenden Menschen heftig belasten, wie oben bereits beschrieben. Das Wasser beansprucht die Niere und kann sich im Gewebe einlagern, im schlimmsten Falle in der Lunge, was dann die Atemnot wiederum verstärkt. Das bewirkt manchmal leider den reflexhaften Einsatz von Sauerstoff, ein unglücklicher Kreislauf.[69 70 71]

Die Ursachen für Atemnot sind vielfältig, es gibt am Lebensende keine einfachen Gleichungen, so schön das wäre. Zunächst einmal kann Luftnot schlicht aus einem mechanischen Problem entstehen, also: Erbse verschluckt? Liegst du tief im Bett, dann hilft ein Kissen unter dem Kopf. Das klingt simpel, erleichtert aber vielen Patienten das Atmen enorm. Manchmal steckt eine Lungenentzündung dahinter. Ein ebenfalls häufiges Problem ist das Herz, das schwach sein kann, es pumpt das Blut dann nicht ordentlich durch den Körper, und die Zellen schreien nach Sauerstoff. Und, zu guter Letzt, ist es eben wie gesagt oft die Angst, die Sorge, die dir die Kehle zuschnürt – manchmal so sehr, dass du Todesangst bekommst, aus Angst wird Panik, das ist dann die Faust, mit der dir der Tod ins Gesicht schlägt.

Zum Glück kann die Palliativmedizin dir gegen all diese Dinge helfen: Wieder einmal mit Gesprächen, aber auch mit einfachen Tricks wie eben einem Kissen unter den Schultern und Morphin als Medikament der ersten Wahl. Noch heute sorgen sich, wie gesagt, Ärzte wie Angehörige oft, dass Morphin Atemnot verursache (und in hohen Dosierungen wirkt es tatsächlich atemhemmend) – und verweigern einem Patienten das Medikament ausgerechnet im Falle einer akuten Atemnot. Zahlreiche Studien und der Alltag zeigen aber, dass das Medikament richtig angewendet gut helfen kann.[72] Denn Morphin ist *kein* An-aus-Medikament, also: Spritze rein, Schmerz weg. Es wirkt vielmehr nach und nach und ist dadurch sehr gut steuerbar – also: Wenig von ihm wirkt wenig, viel von ihm wirkt viel. Die Kunst besteht darin, arg vereinfacht, nur so viel Morphin zu verabreichen, wie du wirklich brauchst. Zu wenig, und es passiert nicht viel – zu viel, und dir klappen die Augen zu. Richtig angewendet hilft dir das Medikament, deine Atmung zu verlangsamen. Du hechelst dann weniger, und das ist gut: Denn Atmen bedeutet nicht nur, Sauerstoff einzuziehen, sondern auch Kohlendioxid, das Abbauprodukt deines Körpers, wieder loszuwerden. Zu viel Kohlendioxid im Körper steigert das Gefühl der Atemnot. Atmest du aber zu schnell, kannst du in einen Teufelskreis geraten: Du bekommst das Kohlendioxid nicht los, die Atemnot macht dir Angst, und diese Panik steigert den Stoffwechsel, der Körper braucht daher immer mehr Sauerstoff, und den holt er sich durch immer weiter verstärkte Atmung.

Manchmal werden dagegen auch Beruhigungsmittel gegeben, Benzodiazepine wie zum Beispiel Lorazepam. Sie lösen die Angst und machen dich etwas schläfrig – das hilft dir, dich von der Atemnot zu lösen.

Neben einem solchen Medikament aber hilft noch etwas ganz anderes, ganz Einfaches, nämlich menschliche Nähe. Beruhigung schaffen, dich als Patienten nicht alleine lassen mit deiner Angst, mal das Fenster aufmachen, ein bisschen Luftzug durch einen Ventilator, die Gedanken auf etwas Schönes lenken – das alles ist klassische Sterbehilfe, du weißt schon.

Viele Patienten mit Atemnot quält ein zäher Schleim, gegen den man doch auch etwas machen muss, oder nicht? Wenn es ununterbrochen aus der Kehle brodelt, warum sollte man diesen Schleim nicht ab und zu mit einer Pumpe absaugen?

Nun: Sterbende Menschen mit einer Absaugpumpe malträtieren, ist oft keine gute Idee. Erstens, weil es wenig bringt, denn der Schleim steckt in vielen Fällen tief in Luftröhre und Lunge, also dort, wo man gar nicht hinkommt. Und zweitens, weil es für den Patienten äußerst unangenehm sein kann, wenn immer wieder ein Plastikschlauch tief in Mund oder Nase rumfuhrwerkt. Das kann im schlimmsten Fall einen Brechreiz auslösen – und wenn ein sterbender Mensch erbricht, kann es passieren, dass seine Schutzreflexe nicht mehr ideal zupacken und er das Erbrochene einatmet. Und da kannst du dir ja denken, wie sinnvoll das ist, wenn jemand eh schon schlecht Luft bekommt.

Du merkst es an allen diesen Beispielen – gute Medizin, also Sterbehilfe am Lebensende ist komplexer als das Schema: Medikament rein, Patient zufrieden. Im nächsten Kapitel sprechen wir darum über die große Frage, was Menschen eigentlich noch brauchen, um dem Tod leichter nahe zu kommen. Oder, anders gesagt: Geht das eigentlich, »richtig« sterben?

6

»RICHTIG« STERBEN. GEHT DAS ÜBERHAUPT?

Wenn ich dich frage, ob du gut sterben willst, was würdest du antworten?

Etwa: »Nee, ich will richtig qualvoll sterben«?

Eher nicht, oder?

Du würdest wahrscheinlich antworten, natürlich möchte ich gut sterben. Wenn ich dich dann aber frage, was das eigentlich bedeutet, gut zu sterben, tja, dann wird die Sache schnell kompliziert. Also: Was genau ist das eigentlich, gut sterben?

Im Winter 2014 antwortete der ehemalige Chefredakteur des Fachmagazins *The British Medical Journal*, Richard Smith, in einem Essay auf diese Frage. Er schrieb etwas keck, an Krebs zu sterben, sei wohl der beste Tod.[73]

Verrückter Typ, denn mal ganz ehrlich, gut stirbt man doch nicht an Krebs! Erwartungsgemäß gab es große Aufregung über Smiths These. »Dieser Artikel ist so falsch«, kommentierten Leser, »eine Beleidigung.«

Na ja.

Wenn du dir die Frage stellst, wie das mit dem »guten Tod« gelingen kann, lohnt es sich, Smith anzuhören. Er spricht nämlich *nicht* vom guten Tod, sondern von der am wenigsten schlechten Alternative. Und da sieht er nun mal Krebs an erster Stelle. Auch möglich wären als Todesursachen, wir haben im Kapitel »Was ist Sterben? Und was der Tod?« bereits darüber gesprochen: der plötzliche Tod (etwa ein Autounfall), der langsame Tod (etwa Demenz), das Organversagen (etwa eine Krankheit), hohes Alter oder die Selbsttötung. Und eben Krebs.

Wenn alle diese Möglichkeiten Mist sind, sei Krebs davon nun mal die beste, schreibt Smith. Der plötzliche Tod tritt sofort ein, da hast du keine Möglichkeit, Adieu zu sagen. Der langsame Tod ist oft gleichbedeutend mit einer schleichenden Auslöschung deiner Persönlichkeit, die viele Menschen als besonders grausam empfinden. Dicht gefolgt vom Organversagen, das dich viel zu lange in ein Krankenhaus einsperrt. Selbsttötung ist Selbsttötung und nahezu immer ungeheuer tragisch – bleibt also nur der Krebs. Du kannst deine letzten Dinge regeln, Abschied nehmen, Musik hören, du bist lange bei klarem Verstand.

Nun ist es aber natürlich so, dass viele Krebspatienten stark leiden. Smith gibt auch zu, dass er sich den Krebstod vielleicht zu romantisch vorstellt, als einen Tod, der möglich sei mit »Liebe, Morphin und Whisky«.

Man muss Smith in seinen Thesen sicher nicht folgen, kann aber definitiv einen Aspekt aus seinem Text mitnehmen: Mach dir klar, dass deine persönliche Vorstellung von einem guten Tod aus deiner Perspektive als gesunder Mensch entsteht. Wenn du auf die Straße gehst und 100 Leute fragst, wie sie sterben wollen, antworten wahrscheinlich die meisten: Das ist doch klar, zuhause, kurz und schmerzlos. Fragst du Patienten in einem Hospiz, dann sieht es dort schon ganz anders aus. Da antworten viele Menschen, dass sie sich noch einen kurzen Moment wünschen, um Abschied nehmen zu können. Sie wünschen sich, selbst entscheiden zu dürfen, wann sie gehen. Von Ruckzuck ist dort nicht mehr oft die Rede.

Die »Liebe, Morphin und Whisky«-Anekdote ist ein schönes Beispiel für einen weiteren, extrem wichtigen Teil der Palliativmedizin, für *psychosoziale Begleitung*. Was etwas sperrig klingt, ist im Prinzip leicht zu verstehen.

Man sagt immer, die Menschen sterben so, wie sie gelebt haben. Ich dagegen würde sagen: Die Menschen wünschen sich ihren Tod so, wie sie gelebt haben. Für den einen mag Krebs tatsächlich die am wenigsten schlechte Alternative sein, für den anderen gilt das absolut nicht. Es gibt nicht die eine Wahrheit, auch wenn man sich das wünschen würde. Es gibt *den* guten Tod nicht. Es gibt nur den guten Tod für *dich*. Darum lohnt es sich zu überlegen, ob das, was du so gemeinhin unter einem »guten Tod« verstehst, überhaupt stimmt. Ob das, was im Alltag so an Definitionen herumschwirrt, tatsächlich auf dich zutrifft.

Um dir bei der Suche nach der Vorstellung von *deinem* guten Tod ein bisschen zu helfen, kommen hier die Antworten auf einige Fragen zu diesem Thema. Fragen, die dir herauszufinden helfen, was es eigentlich *für dich* bedeuten könnte, gut zu sterben. Solche Fragen – und Antworten – sind ebenfalls ein wichtiger Teil guter Sterbehilfe, sie sind der zweite Baustein der Palliativmedizin, über die wir im vorigen Kapitel gesprochen haben. Dazu zählt die psychologische Hilfe, also: Welche Belastungen muss deine Seele gerade tragen? Und die spirituelle Hilfe, also Hilfe beim Trauern ebenso wie die Hilfe bei all den banalen Dingen, die Menschen belasten können.

Psychosoziale Hilfe ist keineswegs nur für Menschen gedacht, die an ihrem Lebensende in eine tiefe Depression fallen. Angst, Sorgen, Kummer und das Gefühl, hin- und hergerissen zu sein zwischen *Leben wollen* und *Sterben zulassen*, können die Seele eines Menschen schwer belasten. Schätzungen gehen beispielsweise davon aus, dass jeder dritte Krebspatient unter einer psychischen Erkrankung leidet.[74] Deshalb ist es wichtig, eben nicht nur körperliche Symptome, sondern auch psychische Beschwerden zu erkennen und zu behandeln. Genau das aber fällt vielen Menschen schwer. Über Schmerzen im Bein redet man nun mal lieber als über Schmerzen in der Seele. Und manchmal ist einem selbst nicht ganz klar, ob man »nur« schlecht drauf ist, oder ob sich mehr hinter Niedergeschlagenheit, Aggressivität oder Traurigkeit versteckt. Genau deshalb ist es wichtig, sich früh Hilfe zu suchen und die Diagnose Experten zu überlassen. Gute Sterbehilfe beinhaltet darum auch psychologische Beratung. Für Krebspatienten gibt es hierfür sogar eine eigene Fachdisziplin, die sogenannte *Psycho-Onkologie*. Ausführliche Informationen dazu bietet übrigens der *Krebsinformationsdienst*, ein kostenloses Informationsangebot des renommierten Deutschen Krebszentrums.

Psychosoziale Hilfe richtet sich aber nicht nur an dich als Sterbenden, sondern auch an Angehörige, die oft unter extremer Anspannung leiden. Besonders schlimm für Angehörige (ob Patienten leiden, wissen wir nicht immer) sind Patienten mit Tumoren, die die vorderen Hirnareale betreffen, durch die das Verhalten eines Menschen entscheidend beeinflusst wird. Patienten können dadurch einen Wechsel ihrer Persönlichkeit durchleben, sie werden mitunter aggressiv, gemein, beleidigend. Sie klauen vielleicht ihren Kindern die Gummibärchen, bedrängen, begrapschen oder bespucken Pfleger oder pinkeln in das Zimmer. Ebenso leidvoll ist das schwere Erbrechen, das manche Patienten mit anderen Krebsarten plagt. Es gibt Medikamente, die wie im Kapitel »Palliativmedizin – was ist das?« besprochen dagegen helfen, doch nicht immer und manchmal mit erheblichen Nebenwirkungen. Auch durch Krebs verursachte eitrige Wunden im Gesicht, die übel riechen können, sind schwer auszuhalten; Angehörige, aber auch Pfleger und Ärzte müssen sich manchmal regelrecht überwinden, dem Patienten offen gegenüberzutreten – das ist nur menschlich und nicht böswillig gemeint. Ihre Überwindung spürst du als Patient natürlich, eine furchtbare Situation, die in vielen Fällen dadurch gemildert wird, dass du dennoch Respekt und Zuwendung bekommst.

IST STERBEN IN VERSÖHNUNG UNMÖGLICH?

Wir alle sollten das Sterben und den Tod weder romantisieren, noch die Sache steinhart nur als biologischen Prozess sehen. Manche Menschen zum Beispiel können erst gehen, wenn einige Sachen in ihrem Leben geklärt sind, Schulden, Rachegelüste, Ehrverletzungen, all dieses Zeug. Anderseits ist es gerade für Ärzte und Pflegende manchmal hart zu beobachten, wie Menschen selbst in den letzten Tagen ihres Lebens Feindschaften nicht beenden können. Immer wieder mal meldet sich die Tochter oder ein enger Freund am Sterbebett an, doch nichts da, der Mensch, der da liegt und bald geht, sagt Nein, die Tür bleibt geschlossen, ich nehme diese Trennung der Beziehung mit in den Tod.

Ob es sinnvoll ist, kurz vor Schluss noch Frieden zu schließen, wer weiß das schon. Manche sagen, so ein Frieden ist heuchlerisch, anderseits kann so ein Frieden glücklich machen, warum also nicht. Eine Studie aus den USA konnte beispielsweise zeigen, dass ältere Frauen mit Brustkrebs etwas seltener an ihrer Erkrankung sterben, wenn sie von einem engen Netzwerk aus Freunden und Familienmitgliedern umgeben sind.[75] Auch wenn man solche Ergebnisse nicht überbewerten muss, sind sie doch ein schönes Beispiel dafür, wie gut es Menschen geht, wenn sie eben nicht alleine sind, wenn sie nicht einsam und verbittert die letzten Meter ihres Lebens gehen müssen.

WARUM GUTE VORBEREITUNG MANCHMAL ZUM PROBLEM WIRD

Zur Frage, wie man »richtig« stirbt, gehört für viele Menschen eine optimale Vorbereitung. Bloß nichts dem Zufall überlassen. Doch eine vermeintlich gute Planung entpuppt sich manchmal als starrer Plan, den du nicht einhalten kannst, weil Sterben wie das Leben ist: nicht wirklich planbar. Das Problem: Je konkreter deine Vorstellungen sind, desto unwahrscheinlicher ist, dass alles ihnen entsprechend passiert. Da sind wir wieder bei der Traumhochzeit, ich habe das Beispiel schon einmal gebraucht: Wenn alles durchgeplant ist, von der Dachterrasse bis zur weißen Limousine, regnet es den ganzen Tag, und das Auto hat einen Platten, verlass dich drauf. Und so ist es eben auch mit dem Sterben: Zu starre Pläne führen dazu, dass du vom Wesentlichen abgelenkt wirst. Die Gefahr besteht, dass du für deinen Plan kämpfst, anstatt in Ruhe zu sterben, so, wie es eben passiert. Vorbereitung soll und kann dir helfen, ein paar Dinge klarzubekommen, die du dir dann beim Sterben nicht mehr überlegen musst. Vorbereitung soll Entlastung bedeuten. Vorbereitung soll nicht heißen: So muss es sein. Vorbereitung ist der Gedanke: So könnte es sein.

WANN DARF ICH AUFGEBEN?

Diese Frage beschäftigt dich insbesondere als chronisch kranker Mensch oder Krebspatient, wenn du keine Aussichten mehr auf Heilung hast, sondern nur noch auf den Tod. Ich finde das Wort »aufgeben« problematisch. In ihm schwingen Schwäche, Niederlage und Anstandslosigkeit mit, viel zu viel Negatives. Das braucht es nicht. Ich würde eher dafür plädieren, dass du dir ganz pragmatisch überlegst, ob wirklich jede Behandlung, die theoretisch möglich ist, auch sein muss.

Wenn du wiederum bei einer solchen schwierigen Entscheidung als Angehöriger einen Menschen beraten sollst – »sag mir, was würdest du tun?« –, dann lohnt es sich, dich in denjenigen auf dem Sterbebett hineinzuversetzen. Wie würdest du jetzt wählen?

»Aufgeben« heißt also absolut nicht, die Direktausfahrt in Richtung Tod zu wählen. »Aufgeben« heißt eher, wenn du so willst, deine Ziele neu zu justieren. Eine gute Entscheidung könnte dann etwa sein: Keine Chemotherapie mehr, und dadurch weniger Übelkeit, und du kannst wieder mehr essen; und so vielleicht sogar noch länger leben als mit Therapie. Das wäre ein mögliches Ziel.

Solche Entscheidungen können so weit führen, dass Patienten, die bereits im Hospiz sind, körperlich wieder so fit werden, dass sie nach Hause gehen können – und dort sterben. Prognosen über Leben und Tod sind immer schwierig, und ein guter Arzt wird vermeiden, dir dein exaktes Sterbedatum zu nennen – die Kraft da oben im Kopf ist manchmal stärker als ein Tumor oder ein Immunsystem, das sich dir entgegenstellt. Sterben sollten Menschen, wenn sie es tun – und nicht, weil eine Statistik es ihnen sagt. Eine aus meiner Sicht vollkommen absurde Entwicklung ist in diesem Sinne die Idee von Big-Data-Unternehmen, die mithilfe von aus Millionen Patientendaten gespeisten Algorithmen Prognosen errechnen und damit Entscheidungen festlegen wollen, wie lange ein Mensch mit einer bestimmten Krankheit noch leben wird und ob sich eine Behandlung noch »lohnt«.[76] Doch Statistik ist das eine, deine persönliche Geschichte etwas anderes. Und so leben manchmal Menschen, die »nur noch drei Monate zu leben haben«, drei Jahre oder länger.

Und es ist legitim, die Hoffnung zu haben, dass du derjenige bist, der jeden Durchschnittswert sprengt. Es ist legitim, nicht aufgeben zu wollen, ja, alles zu versuchen. Ich warne aber davor, enttäuscht zu sein und sich womöglich unnötiges Leid anzutun, weil man nicht aufgeben wollte, und etwa Wunderheilern und Mondanbetern auf den Leim zu gehen. Oder Wissenschaftlern, die den Fehler begehen, grundsätzliche Standards seriöser Forschung zu ignorieren. Oder Medikamente oder sonstige Pülverchen und Kügelchen zu schlucken, deren Wirkung und Erfolg wissenschaftlich nicht belegt sind. Viele Menschen sagen dann, dass doch ohnehin alles egal ist, sie haben ja nichts mehr zu verlieren. Aber doch, es gibt sehr viel zu verlieren! Nämlich einen weniger dramatischen Tod, einen vielleicht ein bisschen leichteren Tod – den kannst du durchaus verlieren. Und das ist mehr, als du womöglich meinst.

Um die Gratwanderung zwischen Aufgeben und Nichtverbeißen in die eigene Aussichtslosigkeit zu meistern, hilft es, Freude zu akzeptieren. Es gibt so viele Möglichkeiten, das Leiden und das Mitleid aus deinem Zimmer zu vertreiben: das Meer sehen, den Wald, in die Oper gehen, was auch immer. In Deutschland bieten in manchen Regionen Hilfsorganisationen eine Fahrt im *Wünschewagen* an: eine vielleicht letzte Tour ins Glück. In einem umgebauten Rettungswagen, das Blaulicht noch auf dem Dach, fahren Notfallsanitäter mit Menschen an einen Ort ihrer letzten Wünsche, dorthin, wo sie vielleicht schon oft in Gedanken waren. Einmal noch ins Museum, einmal noch die Füße ins Wasser halten. Und wenn der Wagen nicht mehr für dich vorfahren kann, dann lass dir die Wünsche eben bringen. Ein Foto vom Enkel, ein Bild vom Meer, eine CD der Opernaufführung, in der du dich damals vor ziemlich genau 35 Jahren verliebt hast. Einmal noch deine Katze streicheln, einmal noch das Lieblingsbier trinken, einmal noch tanzen.

EINEM STERBENDEN DIE HOFFNUNG RAUBEN?

Immer wieder mal hört man sterbende Menschen die Wörtchen »noch nicht« oder »bald wieder« sagen: »Den Apfel kann ich noch nicht essen«, »noch kann ich nicht reiten«, »bald kann ich wieder über das Meer fliegen«, »bald werde ich wieder mit meiner Enkelin spielen«. Der erste Impuls ist dann vielleicht die Antwort, aber bitte, um Gottes willen, wieso denn »noch«? Eher: »Nie wieder«!

Deswegen, *noch mal*: Der Mensch wünscht sich den Tod meist ein bisschen so, wie er gelebt hat, und ein Leben voller Optimismus, voller halbvoller und nicht halbleerer Gläser, sollte auch genauso zu Ende gehen dürfen. Kann sein, dass der Mensch, der da vor einem liegt, nie wieder einen Apfel zu essen vermag. Aber muss man ihm das wirklich knallhart ins Gesicht sagen? Was würde das ändern? Das Gefühl, dass man diesen Menschen nicht verarscht? Aber man legt ihn ja nicht herein, wenn überhaupt belügt er sich selbst, und das tun wir alle jeden Tag, natürlich darf man das auch beim Sterben.

Der Leibwächter Herr Moos gibt im Sterbebett lange Zeit den harten Macker, der sich durch die paar Schmerzen doch nicht unterkriegen lässt. Eine Bühnenbildnerin hat große Probleme damit, nicht mehr selbst das Bild mit Hammer und Nagel befestigen zu können, oder dass nun jemand anders die Glühbirnen über dem Krankenbett wechseln muss. Der Fußballspieler wird womöglich alles dafür tun, eine Fußamputation zu vermeiden, und die Friseurin leidet sicher weitaus mehr unter dem Haarausfall nach der Chemotherapie als der Motorradfahrer, der seine Frisur ein Leben lang unter dem Helm versteckte.

Und so ist es eben auch mit dem Apfel und dem »noch«: Gutes Sterben ist ein Sterben, das dir erlaubt, so zu bleiben, wie du bist, so gehen zu dürfen, wie du warst. Man stirbt, wie man lebt, und man begleitet Menschen beim Sterben so, wie man mit ihnen gelebt hat.[77] Wenn Menschen sehr krank sind oder sterben, wird nicht nur oft geweint, sondern auch oft gelacht, das hilft und entspannt alle, das hilft, die Hoffnung und den Mut nicht zu verlieren. Und das ist gut. Du darfst auf jeden Fall lachen!

Manchen Angehörigen aber fällt solches Lachen schwer. Sie trauen sich nicht mehr, dir als Sterbendem in die Augen zu schauen, besonders dann, wenn es heikel wird. Im Kapitel »Humor beim Sterben« sprechen wir noch mal ausführlich über das Dilemma mit der Heiterkeit am Lebensende.

WISSEN IST MACHT –
FÜR DICH, FÜR ANGEHÖRIGE

Deine Aufregung vor einer Reise ist – wahrscheinlich – immer dann besonders hoch, wenn du nicht weißt, wo du am Abend schlafen wirst, wie es an dem Ort, an dem du sein wirst, riechen wird; ist es kalt, warm, angenehm, komisch? Man nennt das Reisefieber, eigentlich eine schöne Sache. Dieses Reisefieber kennen sterbende Menschen auch, nur dass sie kein Kribbeln im Bauch spüren, sondern Druck und Last. Wenn du magst und kannst, darfst du dir den Ort, an den du reisen wirst, vorher anschauen. Warum, glaubst du, machen werdende Eltern eine »Kreißsaalbesichtigung«? Da gibt es ja eigentlich nicht viel zu besichtigen; eher geht es darum, dass man überhaupt ein Bild vor Augen hat, dass man eben weiß, wie es da und da in etwa aussieht. Und das gilt auch für dich. Hol dir die Orte des Sterbens ins Leben.

Wissen muss aber nicht immer Macht sein, es kann auch Ohnmacht bedeuten. Gut zu sterben, kann auch heißen, nichts zu wissen. Kein CT mehr zu machen, einfach nicht mehr wissen wollen, was da los ist. Du hast ein Recht auf Nichtwissen; am besten wissen auch deine Ärzte von diesem Wunsch auf Nichtwissen und helfen dir bei der Entscheidung, wann solches Nichtwissen gut für dich ist – und wann nicht.

Für Angehörige wiederum ist Wissen sehr wichtig, denn viele wissen oft überhaupt nicht, wie das geht, die Pflege, der Umgang mit einem sterbenden Menschen. Wie hält man die? Wie wäscht man die? Der Mama die Scheide waschen?[78] Niemals! Ok, warum nicht einfach mal versuchen? Angehörige sollten sich fragen, warum einem etwas derart undenkbar vorkommt.

Sterben ist ein Prozess, auch für dich als Lebender, da muss man reinwachsen.

Warum also nicht einen Pflegekurs machen oder zumindest ausführlich mit Pflegern sprechen, sich die Dinge beibringen lassen, vor denen man Angst hast. Niemand kann so was einfach so. Je mehr man über Sterbende und deren Pflege weiß, desto sicherer fühlt man sich. Es geht dabei nicht darum, in Eigenregie Medizin zu studieren (und beim Medizinstudium würde man sowieso leider wenig bis gar nichts über Pflege lernen), sondern ein paar Handgriffe und Tricks zu kennen.

Das hilft dir auch, Fehler zu vermeiden, mit denen Angehörige Schaden anrichten können. Der Klassiker der Fehler ist der reflexhafte, panische Griff zum Telefon, 112, kommen Sie schnell, der Partner stirbt, 40 Jahre Ehe, so, wie wir zu Beginn des Buchs gelesen haben. Tja, und dann stehen eben vier Menschen am Bett, rote Jacken, schwarze Stiefel, Ampullen und Spritzen. Doch der Rettungsdienst ist für Notfälle gedacht, für Autounfälle und Messerstiche, für plötzliche Herzstillstände und Schlaganfälle. Nicht für Menschen an ihrem natürlichen Lebensende, das möglichst schön und friedvoll sein sollte.

GEGEN DIE VERHARMLOSUNG

Angehörige und Ärzte, die einem sterbenden Menschen raten, das Sterben doch einfach zu akzeptieren – na ja, die sprechen aus dem Leben heraus, und nicht vom Sterbebett. Klar gibt es Menschen, die ihre Situation »akzeptieren«, die bereit sind für den Tod, aber in der Regel wollen Menschen nicht sterben, sie wollen leben. Es gibt Menschen, die misten ihre Wohnung aus und sortieren alle Unterlagen, weil sie lebensmüde sind und endlich gehen wollen. Und dann kommen der Krebs, die Atemnot, die Qual, und sie hoffen und bitten und flehen plötzlich doch, bitte alles medizinisch Mögliche auch zu tun.

Genau in solchen Fällen kann psychosoziale Hilfe manchmal so einfach sein, sie kann mit einfachen Mitteln helfen: Sich an die Bettkante zu setzen, bewirkt manchmal mehr als jedes Medikament. Ein Gespräch über das »Warum ich« und über die Einsamkeit ist eine wichtige Form der spirituellen Hilfe, und das selbstredend unabhängig von der Konfession oder des Glaubens eines Menschen.

Andererseits ist es eine Glorifizierung der Sterbehilfe, wenn man meint, dass wirklich jeder Mensch von Druck und Schmerz befreit werden kann oder gar jeder Patient, wirklich jeder, von seinem Wunsch auf assistierte Selbsttötung Abstand nimmt, wenn er nur gut begleitet wird. Dafür tut es einfach viel zu sehr weh, wenn das Leben zu Ende geht.

Für Angehörige wiederum ist eine andere Perspektive auf das Akzeptieren des Sterbens wichtig: Wer den nahenden Tod eines Menschen partout nicht anerkennt, der träumt von der Unsterblichkeit. Das kann man machen, das bringt aber am Ende wenig. Akzeptieren heißt nicht Genießen oder Glorifizieren; es heißt lediglich: selbst weiterleben. Und das sollten Menschen auch tun, wenn jemand anderes stirbt, so bitter das manchmal ist.

Mit dieser Haltung gelingt es auch eher, einen sterbenden Menschen zu begleiten, ihm Halt zu geben; einen Menschen, der in die Luft greift und die Fäuste ballt, der dich fragt: Warum ich? Dieser Mensch will keine Abhandlung über die Philosophie des Todes, sondern Beistand beim Hadern, auf einem Weg, der nur eine Richtung kennt; auf einem Weg ohne Option, umkehren zu können. Das ist ein beschissener Weg, aber so ist das nun mal.

Und so ist die psychosoziale und mitunter auch spirituelle Hilfe eine wichtige Säule der Palliativmedizin. Sie ist Sterbehilfe im besten Sinne. Wenn es um die Frage geht, ob man »richtig« sterben kann, dann lautet die Antwort: Du kannst zumindest weniger falsch sterben, wenn du als Sterbender auch diese Form der Hilfe bekommst.

7

TIPPS UND TRICKS
FÜRS STERBEN

Der Sommer strahlt mit voller Wucht ins Fenster, aber Herr Moos schließt die Augen, als könne er nicht ertragen, wie schön die Welt da draußen sein kann. Die Ärzte versuchen, Herrn Moos' Schmerzen in den Griff zu bekommen, seine Angst zu lindern, ihn zu begleiten auf seinem Weg. Aber Herr Moos will nichts davon hören. Nicht dass er nicht leiden würde, aber es gibt da etwas, das wichtiger ist als Bestrahlung und Pillen und Infusionen und überhaupt. Herr Moos besitzt ein Auto, einen beigefarbenen Mercedes E-Klasse, Baujahr 1988, und dazu eine Wohnung, zweieinhalb Zimmer. Er will, er muss zurück in dieses alte Leben, wenigstens noch einmal, und eigentlich sogar für lange, aber das wird nicht mehr gelingen.

Herr Moos ist noch nicht bereit für das, was kommt, wenn das Leben geht. Er muss erst Ordnung schaffen, so gehört sich das. Er trägt kein Bargeld in der Tasche, und ohne Ladegerät bleibt sein Handybildschirm schwarz. Und so sind die Unordnung in seiner Wohnung und die Unordnung in seinem Kopf entscheidend für die Frage, ob seine letzten Meter holprig werden wie die Fahrt auf einer Schotterpiste oder nicht. Sterbehilfe ist immer auch der Versuch, derartige Unordnung zu beheben. Sterbehilfe beginnt mit den kleinen Dingen, und seien diese so groß wie eine Wohnung. Ein Stückchen besser sterben, das kann gelingen, wenn alles ungefähr an seinem Platz ist. Wir haben nicht die Chance zu entscheiden, *ob* wir sterben, keine Frage – aber manchmal eben doch ein bisschen, *wie*. Und so hängt das Sterben auch mit dem Leben zusammen, denn Jahrzehnte der Unordnung sind schwer aufzuräumen in ein paar Tagen.

Das sind große Gedanken, und im Alltag sind sie womöglich viel zu sperrig. Wenn du aber etwas gegen die Angst tun willst, hast du eine Chance, wenn du mit den kleinen Dingen anfängst, wie oben gesagt. Es mag furchtbar trivial klingen, aber gerade die kleinen Dinge sind für sterbende Menschen von immenser Bedeutung, und zwar besonders für jene, die sich in den großen Gedanken verlaufen: Warum ich? Warum jetzt? Und welchen Sinn macht das, ich will doch überhaupt nicht gehen!

Und am Ende des Lebens sind es die kleinen Dinge, die immer größer erscheinen; und die großen Fragen, die unlösbar werden. Als ich zum Beispiel Herrn Moos auf der Palliativstation besuchte, wirkte er furchtbar verzweifelt. Tage später dann, am Mittag, ist Herr Moos verschwunden, die höhere Gewalt ist etwas sehr Mächtiges, sagte er. Und ganz so einfach will Herr Moos diese Macht nicht siegen lassen. Also bittet er zwei Freunde, ihn im Krankenhaus abzuholen, einer dieser Freunde hat einen Anker auf den Unterarm tätowiert.

Herr Moos will unbedingt zurück in seine Wohnung, Geld einstecken, das Auto abmelden, ein Ladegerät für sein Handy suchen, er hat nur sehr wenige Nummern darin gespeichert. Der Krebs hat ihm die Kraft genommen, und so tragen ihn seine Beine nicht mehr. Der Mann mit dem Anker auf dem Arm trägt Herrn Moos darum die Treppen runter, nur noch 45 Kilo, und die Ärzte machen sich Sorgen, denn sie tragen die Verantwortung.

Ein paar Stunden später ist er dann aber tatsächlich zurück in seinem Bett im Krankenhaus. Er strahlt das erste Mal seit seiner Einweisung, er hat das Ladegerät gefunden, irgendwas muss man doch dieser höheren Gewalt entgegensetzen; und mit dem Stecker in der Steckdose wechselt der Handybildschirm endlich von Schwarz zu Blau.

Menschen wie Herrn Moos quält es sehr, wenn sie das Gefühl haben, unverrichteter Dinge gehen zu müssen, wenn der Tod wie ein Räuber in ihr Leben schleicht. Sterben ist mehr als nur der Schritt zum Nicht-mehr-Leben, es ist ein Prozess in Richtung Tod, wir haben im Kapitel »Was ist Sterben? Und was der Tod?« bereits darüber gesprochen. Das Sterbeprogramm des Körpers läuft im Hintergrund ab, es ist bei jedem Menschen im Prinzip identisch. Im Vordergrund aber steht der Mensch als Individuum und hat jeweils eigene Wünsche und Bedürfnisse. Deshalb kommen hier ein paar Tipps und Tricks, die dir helfen können, diese Wünsche und Bedürfnisse zu erfüllen. Zum Beispiel solltest du dich um deine Unterlagen kümmern: Patientenverfügung, Betreuungsverfügung, Testament, Passwörter, Vollmachten – alle Details dazu im Kapitel »Verschwinden I«.

Auch gut ist es, mit deinem Partner, deinen Kindern, Verwandten und Freunden über das Thema zu sprechen. Mach dir und ihnen klar, wie du dir deinen Tod wünschst. Und zwar, auch das, idealerweise, lange bevor das Sterben beginnt. Morgen zum Beispiel, warum nicht? Alle Details zu guter und misslungener Kommunikation findest du im Kapitel »Kommunikation und Haltung beim Sterben«.

Was bedeutet Leben für dich? Mach dir Gedanken, welche Dinge dein Leben lebenswert machen. Ein kleiner Tipp: Nimm dir Stift und Papier und überlege dir 10 Dinge, die für dich besonders wichtig sind und waren, ein Leben lang. Zum Beispiel: Mit deinem Partner über Politik diskutieren. Alleine zwei Stunden im Wald joggen. Eis essen. Völlig trivial, stimmt schon. Aber wenn du im Sterben liegst, verengt sich die Welt, und das Triviale wird relevant. Und du liest dann diesen Zettel und lächelst, weil du all diese schönen Dinge getan hast, und die Erinnerung daran wird dich beruhigen. Klar, die Dinge auf der Liste können sich ändern in einem Leben, und es können auch fünf oder 50 sein. Am Ende aber wirst du ein bisschen besser spüren, worauf es dir ankommt. Und deine Angehörigen, wenn du ihnen davon erzählst oder ihnen das Papier zeigst, bekommen ein besseres Gefühl dafür, was du gerade brauchst und willst, wenn es so weit ist. Auf diese Weise gelingt es besser, sich an die schönen und glücklichen Momente, die jedes Leben kennt, zu erinnern, statt sich auf das Verpasste zu versteifen. Das imaginäre Unglück verschwindet so für einen Moment.

Doch du willst mehr, willst den Tod um jeden Preis vermeiden? Zumindest jetzt? Beschäftige dich mit der Frage, was passieren muss, damit du für dich selbst sagen kannst: Ich kann gehen. Manchmal hilft es, dir klarzumachen, welche Ziele du im Leben erreicht hast und welche nicht. Und es hilft enorm, sich von manchen Zielen zu trennen. Stell dir die Frage, was für dich getan werden soll und was nicht. Frag dich auch: Was kannst du noch für andere tun? Es klingt wie eine Plattitüde, aber ein Mensch kann nicht alles leisten, schon gar nicht im Sterben. Spricht man das aus, so trifft das auf Verständnis, das wahrscheinlich ohnehin schon da ist, aber wer nicht darüber spricht, der bekommt es eben nicht.

Der Tod ist oft verbunden mit Enttäuschungen, auf beiden Seiten. Menschen, Freunde, Angehörige leiden sehr, wenn sie nicht in den engsten Kreis eines sterbenden Menschen aufgenommen werden, einfach nur, weil du das nicht willst. Das ist eine enorme Konfliktsituation, die keine einfache Lösung kennt. Der letzte Weg ist aber nun einmal *dein* Weg, und es ist in Ordnung, wenn du ihn so gehst, wie du dir das wünschst. Als Angehöriger wiederum musst du lernen, dich zurückzunehmen, und ertragen, zurückgewiesen zu werden. Denn sicher ist: Der Sterbende muss nichts mehr müssen – und das muss nun mal jeder verstehen. Idealerweise besprichst du auch diesen Umstand, bevor es so weit ist. Das klingt furchtbar durchgeplant, hilft aber enorm, Ärger zu vermeiden. Und den kann dann echt niemand gebrauchen. Es passiert übrigens immer wieder, dass das Zimmer von Sterbenden vollgestopft ist mit Menschen, die alle dabei sein wollten auf den letzten Metern. So mancher stirbt dann, wenn endlich mal für einen Moment Ruhe einkehrt, plötzlich und unerwartet während der Raucherpause.

Angehörigen sollte zudem klar sein, dass manche Menschen, die äußerlich abgeklärt wirken, innerlich oft gerade am Zerbrechen sind. Es ist gar nicht notwendig, diese vermeintliche Coolness einzureißen – sei dir nur darüber bewusst, dass besonders hart und sicher wirkende Menschen, übrigens auch solche, die nicht im Sterben liegen, in Wahrheit oft unsicher und traurig und verzweifelt sind.

Immer wieder erleben schwerkranke Menschen, wie ihnen langjährige Freunde verloren gehen, weil ihnen alles einfach zu viel ist. Es klingt blöd, aber das ist nicht so schlimm. Auf den letzten Metern des Lebens ist es gar nicht schlecht, wenn nur noch die Menschen bei dir sind, die dich wirklich in ihrem Herzen tragen. Die anderen waren nett, ihr hattet eine gute Zeit zusammen, da gibt es keinen Grund zum Ärger. Jetzt aber geht es um dich. Du musst dir keine Liste mit Namen machen oder vorher darüber spekulieren, wer sich kümmern wird und wer nicht.

Es hilft schon, wenn du dir klarmachst, dass der ein oder andere abhandenkommt. Wenn es dann so weit ist, musst du darüber schon mal nicht mehr nachdenken.

Je enger deine eigene Welt am Ende wird, desto wichtiger werden banale Dinge, die dir vertraut sind.[79] Und wenn du nicht zuhause sein kannst, mach das Krankenhaus zu deinem Zuhause.

Hier kommt nun eine kurze Liste mit Dingen, die dir die Zeit im Krankenhaus etwas versüßen können …

- Bring dir Musik mit, die dir gefällt. Denk an den Spotify-Account, lade dein Smartphone voll mit MP3s, nimm einen Discman mit. Studien zeigen, dass Musik nicht nur glücklich macht, sondern sogar eine schmerzstillende Wirkung haben und Ängste lösen kann.[80]

- Manche Stationen verleihen Klangschalen und Musikinstrumente, vielleicht gibt es sogar einen Kurs, der dir das Musikmachen beibringt. Nicht selten werden Menschen mit Ängsten mit Musik behandelt, statt Schmerzmittel gibt es dann eine Klangschalenmassage. Das klingt ziemlich esoterisch, aber lehn es nicht gleich ab. Probier es mal.

- Und weißt du, welche Kraft Stimmen haben? Vielleicht kannst du ein paar Gedanken oder Grüße deiner Kinder vom Tonband abspielen, du wirst lachen, es wird dir gefallen.

- Kleine Tricks gegen Ängste, oder auch: die kleine Wasserflasche. Viele Patienten sind schwach und müde – und fürchten sich vor Kleinigkeiten, zum Beispiel vor dem Durst. Damit du nicht jedes Mal um Hilfe bitten musst, lass dir ein paar kleine Plastikflaschen kaufen, 0,2 Liter, die gibt es in jedem Supermarkt. Ich kannte eine Patientin, die lagerte stets eines dieser Fläschchen neben ihrem Kopfkissen und nippte ab und zu daran – und bald auch nicht mehr, egal. Es ging ihr weniger um das Wasser an sich als um die Sorge, nicht trinken zu können, wann auch immer sie wollte.

- Der Tag-Nacht-Rhythmus eines Menschen wird wesentlich durch Licht beeinflusst. Das eigene Wohlbefinden steigt merklich, wenn der Biorhythmus im Takt bleibt. Ist es dir nachts zu hell, weil die Deckenlampen brennen, denk an eine Schlafmaske, wie man sie aus dem Flugzeug kennt. Ist es dir tagsüber zu dunkel, dann bitte jemanden, Rollläden und Vorhänge zu öffnen. Andersherum ist es ein bisschen knifflig: dann nämlich, wenn es dir nachts zu dunkel ist und du nicht alleine im Zimmer liegst. Für diese Situation haben sich Punktlampen bewährt, meist mit LEDs. Sie geben gezielt und wenig Licht ab. So kannst du nachts lesen oder Musik hören und hast ein bisschen Helligkeit, aber eben nicht zu viel.

- Auto abmelden und verkaufen: Klingt banal und unwichtig, aber Menschen quält der Gedanke, dass ihr Auto irgendwo rumsteht, und nun soll es da stehen bleiben, für immer? Wenn du selbst dich um solche bürokratischen Vorgänge nicht mehr kümmern kannst, bitte jemanden darum, dir zu helfen.

- Bargeld einstecken, auch wenn man im Krankenhaus nicht viel davon braucht. Viele Menschen fühlen sich aber ohne Geld ausgeliefert. Große Summen ab 100 Euro lässt du dennoch besser zuhause oder bei deinen Angehörigen, sonst sind sie am Ende noch weg – und das fördert die Beruhigung nicht gerade.

- Tablets und Smartphones. Handys sind auch heutzutage noch in manchen Krankenhäusern verboten. Allerdings weniger wegen der Strahlen, sondern weil sie nerven. Noch schlimmer sind Fotos, die die Privatsphäre anderer Patienten verletzen. Achte deshalb stets darauf, dass der Ton deiner elektronischen Geräte leise oder ausgestellt ist und du beim Telefonieren niemanden störst. Fotos von anderen Patienten, Verletzungen, Wunden, Medikamenten, Ärzten, Pflegern und überhaupt vom Leben und Sterben sind tabu. Eh klar.

- Handyladekabel: Was hat Herr Moos gestrahlt, als er wieder telefonieren konnte. Er hat es selten getan, aber alleine das Gefühl, es zu können, hat ihn sehr beruhigt.

- Bücher und Zeitungen zum Lesen. Du hast doch bestimmt eine ganze Liste an Titeln, die du nie zu lesen geschafft hast. Dann jetzt.

- Die Wohnungstür abschließen, die Fenster der eigenen Wohnung zumachen, die Pflanzen verschenken: Oder verlässt du deine Wohnung im Chaos, wenn du in den Urlaub fährst?

– Ist der Herd aus? Es gibt Patienten, die können nachts nicht schlafen, weil sie diese Frage quält.

– Wechselwäsche und warme Socken wirken Wunder.

– Ein Bild von deinem Partner, deinen Kindern oder sonst wem auf dem Nachttisch wirkt noch mehr Wunder.

– Vielen Menschen hilft es, eine Uhr bei sich zu haben. Sie schafft Orientierung am Tag und in der Nacht. Idealerweise hat sie eine Beleuchtungsfunktion.

– Ein paar schöne Lieblingsklamotten mitnehmen – aber nicht zu viele, im Krankenhaus ist wenig Platz. Egal ob du sie anziehst oder nicht, es ist ganz gut, sie bei sich zu wissen. Überhaupt bedeutet Krankenhaus Entkleiden, und dann eine Untersuchung hier, und dann ein Nachthemd da. Aber zieh dich zwischen all deinen Krankenhausterminen ruhig so an, wie du magst. Man darf auch im Krankenhaus Krawatte tragen, das ist sicher nicht verboten.

– Vielleicht hilft dir ein Armreif oder deine Armbanduhr gleich neben dem Patientenband an deinem Handgelenk gegen diese Brandmarke, denn du bist eben eindeutig ein Mensch und ganz gewiss keine Nummer.

– Viele Patienten fühlen sich wohler im Krankenhaus, wenn sie in etwa wissen, wo sie sind. Ihnen hilft es, den Ort zu erkunden. Du wirst feststellen, dass es an den Orten, an denen Menschen sterben, zuhause, im Hospiz, auf einer Station, ungemein lebendig ist. Es gibt dort womöglich Aquarien und Brettspiele und eine Gitarre und manchmal sogar ein

Klavier im Aufenthaltsraum. Schaff dir Raum für deine Angst, male, zeichne, spiele an diesen Orten immer dann, wenn sie dir mal wieder zu groß erscheint. Und wenn dir all die Angebote zu viel werden, Singkreise, Sitzkegeln, Atemgruppe, dann schaffe dir dein eigenes Programm, das wohltuender für dich ist.

- Frag doch mal nach, ob es möglich ist, die Alarmfunktion mancher Geräte auszuschalten, weil das Gebimmel nervt.

- Manchmal gibt es für heiße Tage einen Ventilator oder schönen Wind durch das Fenster, das doch bitte einfach jemand öffnen soll.

- Geh mal nach draußen oder lass dich vor die Türe fahren, wenn es dir drinnen stinkt, und wenn es nur ein paar Minuten auf dem Balkon sind, ein, zwei Sonnenstrahlen. Hol sie dir und hol mal tief Luft, wenn du kannst. Wechsel und Veränderung sind überhaupt gut, gegen die Langeweile helfen immer wieder eine Siesta und ein bisschen wach sein und ein bisschen unterwegs sein.

- Bitte darum, dass die Menschen langsam mit dir sprechen. Oder lauter, oder leiser, oder gar nicht, oder mehr – das vergisst man ja oft im Leben, dass ein Gespräch an all diesen Dingen scheitern kann.

- Und wenn die Blase drückt und der Weg zur Toilette beschwerlich und geradezu unheimlich wird, dann gibt es Pinkelflaschen und Toilettenstühle. Über diese Gegenstände spricht man nicht so gerne, und doch schenken sie dir Schlaf und Ruhe; also frag ruhig danach.

- Seife und Shampoo und Parfüm riechen eigentlich gut, die vom Krankenhaus bereitgestellten Hygieneartikel aber manchmal doch nach altem Kaugummi. Also nimm doch deinen eigenen Lieblingsduft. Wie wunderbar Gerüche doch die Gedanken erwachen lassen. Und wundere dich nicht, denn sterbende Menschen riechen und schmecken meist schlecht, du wirst vielleicht etwas mehr auftragen wollen, und wenn schon.

- Auch wenn dein Gaumen etwas Mühe hat, dein Lieblingsessen erkennt er doch. Und wenn du nicht mehr essen kannst, dann darfst du daran schnuppern, du wirst spüren, welche Freude auch das entfesselt. Auch Sünden sind erlaubt: Schokolade, Chips, na klar. Trink doch ein Bier, warum denn nicht? Wenn's schmeckt, dann schmeckt's! Du darfst dir natürlich auch Essen bringen lassen, von Freunden und Verwandten, und warum nicht auch einfach mal vom Pizzaservice oder vom Fahrrad-Lieferdienst. Da gibt es Apps für das Handy, probier doch einfach mal aus (und gib vielleicht vorher kurz der Stationsleitung Bescheid).

- Und wenn dir alles zu laut ist, dann mach die Tür zu, die sonst immer offen steht, und wenn du einsam bist, dann lass die Geräusche des Alltags herein, auch wenn sie sonst immer draußen waren.

- Manchmal herrscht, leider, viel Hektik und Aufregung um einen herum, meist dann, wenn man lieber seine Ruhe hätte. Frag nach einer Trennwand, einem Raumteiler, den man zwischen zwei Betten aufstellen kann.

- Besorg dir Ohropax, die du dir in die Ohren stopfst, wenn dein Zimmernachbar die Schnarchsäge auspackt.

- Empfehlenswert, wenn auch teuer, sind Kopfhörer, die den Umgebungsschall filtern.

- Berührungen tun gut, sie können sogar manchmal bei Schmerzen helfen.[81] Für Patienten, die den ganzen Tag liegen, ist es wohltuend, wenn jemand deine Gelenke durchbewegt. Vielleicht hat jemand Zeit, es muss kein Profi sein, dir eine Massage zu schenken, an den Füßen, an den Fersen, nur ein bisschen kitzeln, probier ruhig mal.

Soweit die Tipps. Es gibt sicher noch unendlich viele mehr, aber diese hier sind aus meiner Sicht die wichtigsten. Sie sollen übrigens eine Inspiration sein, und natürlich keine To-do-Liste für das perfekte Krankenhausfeeling. Herr Moos zum Beispiel will sicher keine Fußmassage, denn er hat schlechte Laune; er hat Krebs. Da helfen ihm ein bisschen Tee und warme Worte auch nicht; scheiße ist das, sagt er, und obwohl das Auto jetzt weg und das Handy an ist, hat er Schmerzen, die sind in der Nacht fürchterlich und tagsüber grausam. Und so kommt es, dass auch Herr Moos ganz am Ende seines Lebens Probleme mit dem Atmen bekommt. Sein Körper ist durchsät von Metastasen, das Morphin wirkt, aber mit dem Hospiz wird es einfach nichts mehr, er ist schwach und müde und sein Leben am Verfliegen. Herr Moos liegt nicht in Qualen, aber er stirbt doch in Einsamkeit. Nach einigen Tagen drücken die Rippen durch die Haut, und Herr Moos zieht seinen Körper mühsam am Bettgriff hoch, das ist der letzte Halt in seinem Leben, sogar Sterben kostet furchtbar viel Kraft. Die Ärztin betritt das Zimmer, sie will noch mal mit ihm sprechen, doch Herr Moos schließt nur die Augen, ein tiefer Seufzer aus den Nasenlöchern streichelt seinen Schnauzer. Die Ärztin lässt ihn schließlich alleine, das ist sein Wunsch. Und dann ist Herr Moos weg, weit weg, er streunt durch die Wälder und spürt den Farn an seinen Fingern, er lauscht dem Gequassel der Fliegen und sagt dann schließlich, so ist es gut, hier bleibe ich; irgendwo hier, tief im Wald.

8

ÜBERVERSORGUNG AM LEBENSENDE

Tür auf, Patient rein. Die Lippen bibbern, der Kopf liegt im Nacken, starrer Blick zur Decke, Stoppeln auf den Wangen, Urin- und Kotgeruch. In vielen Schichten im Rettungsdienst habe ich solche Patienten gesehen, meist Männer, die Frauen pflegen sie zuhause, und dann wird das Atmen schlecht, die Lunge rasselt, und es riecht schon an der Wohnungstür nach Lungenentzündung, Nierenversagen, Lebensende.

Eine Vollmacht oder Patientenverfügung? Gibt es meistens nicht. Die Ehefrauen: oft überfordert, verständlicherweise. Und die Ärzte fragen sich, was tun, jetzt, hier im Krankenhaus angekommen? Keine Ahnung? Also einfach behandeln, erst einmal Blut abnehmen, die Nadel schiebt sich unter die kalte, ausgezerrte Haut. Wozu? Na ja, damit es halt gemacht wird.

Manchmal brachten wir Patienten in die Notaufnahme, die starben ein paar Tage später. Wenn aber nicht glasklar geregelt war, dass solche Menschen in Frieden gelassen werden wollten, tja, dann gab es kurz vor ihrem Tod im Krankenhaus auch schon mal den sogenannten *Herzalarm*, und dann rennen die Ärzte und reanimieren, legen Infusionen und drücken, mal sehen, ob man den Tod noch mal vertreiben kann. Das sieht dann aufregend aus, wie im Fernsehen, nur: Der Patient ist danach meistens genauso tot wie davor.

Das Gesundheitssystem ist dafür gemacht, Kranke zu behandeln, sie also gesund zu machen. Wichtig ist der zweite Teil des Wortes: *System*. Es handelt sich um ein System, das schon seiner puren Größe wegen schematisch organisiert ist, es ist ein System, das nicht in erster Linie dafür gemacht ist, Menschen, die nicht mehr gesund werden können, individuell zu begleiten. Früher hieß es häufig, mit Sterbenden verdiene man kein Geld, alte Menschen würden zum Opfer des Sparzwangs an Kliniken und Pflegeheimen.[82] Da ist weiterhin manches dran, man denke nur an die verzweifelten Hilferufe von Pflegenden nach angemessenen Löhnen und Arbeitsbedingungen. Und doch macht sich heute ein neuer Verdacht breit: Es werde am Lebensende nicht nur zu wenig, sondern auch zu viel behandelt – denn mit Nichtstun verdient man nun einmal kein Geld.

Kann das sein?

Puh, schwierig. Das Thema *Überbehandlung in der Medizin* füllt ganze Bücherregale, es ist nahezu grenzenlos, und in diesem Kapitel möchte ich dich nicht mit den kniffligen Details, Fachdiskussionen und auch sehr unterschiedlichen Wahrheiten zu diesem Thema langweilen. Klären wir besser, um was es generell geht. Und, vielleicht noch wichtiger, was du konkret tun kannst.

Zunächst zur Definition: So richtig klar ist nicht, was überhaupt eine »Überbehandlung« ist. Grundsätzlich spricht man von Überbehandlungen, wenn Therapien oder Medikamente verordnet werden, die dir als Patient nicht helfen, die also nutzlos sind oder dir sogar schaden. Das ist für dich als Patient natürlich schlecht, denn du willst ja nur jene Medizin, die hilft. Das ist aber auch für die Gesellschaft schlecht, denn jede Behandlung kostet Geld, und diese Kosten trägt in Deutschland in der Regel die Allgemeinheit. Geld ist nicht unendlich da, und jeder Euro, der in sinnlose Medizin fließt, ist ganz sicher an anderer Stelle besser aufgehoben, zum Beispiel eben in einer angemessenen Bezahlung für Pflegekräfte.

Die Frage aber, ob ein Euro sinnlos investiert wird oder nicht, ist nicht immer einfach zu beantworten. Es gibt, wie so oft in der Medizin, auch beim Thema Sterben einen dicken Graubereich. Ein vielleicht einfach zu verstehendes Beispiel ist eine Bestrahlung am Lebensende, um einen Tumor in deinem Körper in Schach zu halten, obwohl dieser schon gestreut hat und der gesamte Körper von Krebszellen befallen ist. Eine solche Bestrahlung ist also sinnlos, da sie den Krebs nicht heilen kann, aber Geld kostet. Oder?

Tja, genau, eine solche Bestrahlung verlängert zwar vielleicht nicht deine Lebenszeit – aber vielleicht steigert sie deine Lebensqualität? Und was ist nun wiederum wichtiger: dass du ein paar Wochen oder Monate länger lebst – aber womöglich unter den Folgen der Bestrahlung leidest? Oder aber, dass du ohne diese kürzer lebst, dafür aber einigermaßen gut? Wer kann das wissen, wer soll das entscheiden?

Leider gibt es auch sehr eindeutige Beispiele von *Übertherapie* am Lebensende, zum Beispiel hirntote Patienten, die mit einer künstlichen Beatmung am Leben gehalten werden – gegen ihren ausdrücklichen Willen. Genau hier liegt das Problem, denn stellte man die Beatmung ab, würde der Körper sterben. Wenn Patienten aber nicht eindeutig verfügt haben, dass eine solche Behandlung unterbleiben soll, dann kommt es sehr oft zu ihr – besonders dann, wenn sie lukrativ ist, wie etwa im Fall der Beatmung.

Und damit kommen wir zu etwas Theorie: Es ist wichtig zu

verstehen, dass Menschen eine Therapie oder Operation in der Regel nur dann bekommen sollten, wenn sie fachlich richtig ist, also die Vorteile die Nachteile deutlich übertreffen. Erst dann liegt eine sogenannte *Indikation* vor. Zweitens aber muss eine Therapie deinem Willen als Patient entsprechen. Ist eine der beiden Bedingungen nicht erfüllt und du bekommst dennoch eine Therapie, dann handelt es sich (mit wenigen Ausnahmen) um einen groben Fehler der Ärzte.[83]

Dazu zwei Beispiele: Du sollst operiert werden, denn die OP wäre aus medizinischer Sicht sinnvoll – und du lehnst nach Aufklärung über die Auswirkungen deiner Entscheidung dennoch ab. Die Folge muss zwingend lauten: keine OP. Dein Entschluss kann eine Momentaufnahme sein, weshalb Ärztinnen dich sicherlich Tage später erneut fragen, ob du deinen Willen geändert hast.

Zweites Beispiel: Du fragst nach einem Antibiotikum gegen eine Erkältung. In einem Abstrich von dir sind aber nahezu keine Bakterien zu finden, gegen die das Medikament helfen würde. Der Arzt lehnt deine Bitte also ab, denn sie ist trotz deines Wunsches medizinisch nicht sinnvoll. Auch diese Entscheidung des Arztes kann sich ändern, und zwar dann, wenn sich – um im Beispiel zu bleiben – Bakterien ansiedeln, gegen die dann ein Antibiotikum helfen würde. Du merkst schon, der Begriff der Indikation ist kein Holzpfahl, der einmal in die Erde gerammt wird und dort für immer stehen bleibt. Eher ein Fähnchen im Wind des Lebens, das sich dreht, je nach Windrichtung.

Und deshalb ist das Zusammenspiel beider Bedingungen oft gar nicht so einfach auszumachen. Die Frage nach Indikation und Therapie ist in manchen Fällen durchaus dehnbar, und manchmal auch nicht so einfach zu beantworten. Wie also ist es mit dem obigen Beispiel der Bestrahlung, um die du als Patient bittest, weil du aus der Therapie Hoffnung schöpfen würdest, denn einfach nichts tun würdest du nur schwer ertragen? Medizinisch sinnvoll ist die Behandlung vielleicht nicht dadurch, dass sie den Tumor vertreiben würde – aber sie könnte dir Lebensqualität schenken, weil dich das Nichtstun zermürbt. Eventuell aber würden dir andererseits Gespräche noch besser helfen als Strahlen?

Es gibt, und das ist das Problem, nur wenige stichhaltige Untersuchungen und Daten, aus denen klar hervorgeht, ob und wie konkret Menschen an ihrem Lebensende mit unnötiger Medizin malträtiert werden, die Ermittlung der Indikation also falsch läuft. Solche Faktoren sind wissenschaftlich schwierig zu erfassen, da die Definition kompliziert ist, was jeweils nutzlose und was sinnvolle Medizin am Lebensende ist und wie dein Wille eigentlich aussieht. Denn viele Patienten haben keine klare Vorstellung von dem, was mit ihnen passieren soll, und können daher auch nicht eindeutig sagen, ja, das will ich – und nein, das will ich nicht.

Dennoch liefern Studien immer wieder Hinweise darauf, dass in Deutschland und anderen wohlhabenden Ländern Menschen am Lebensende über- und dadurch falsch versorgt werden oder aber häufig keine Sterbehilfe erhalten, obwohl diese ihnen den Abschied hätte erleichtern können. Eine Studie an mehr als 500 Krebspatienten an der Uni München zum Beispiel zeigt, dass nur gut ein Drittel dieser Menschen Kontakt zum krankenhauseigenen Palliativteam hatte, während ein Großteil noch in der letzten Lebenswoche Intensivmedizin oder Chemotherapie erhielt.[84][85]

GRÜNDE UND URSACHEN DER ÜBERVERSORGUNG

Egal wie alt die Menschen werden, ob 30 oder 100, die meisten von ihnen sterben nicht einfach so, sondern nach einer Krankheit. Der Appell vieler Patienten an die Medizin ist darum deutlich und wird es immer bleiben: *Bitte hilf mir, bitte mach was!*

Erstens gibt es eine hohe Nachfrage nach einem guten, gesunden, möglichst langen Leben – und dazu zählt auch das gute Sterben. Und zweitens wollen auch Ärzte den Tod überwinden, das haben sie gelernt, dafür sind sie doch einst angetreten. Niemand lernt im Medizinstudium den Schritt zurück vom OP-Tisch. Immer nur hin zu ihm, immer nur helfen.

Auch in der Medizin arbeiten Menschen, und diese Menschen haben ein Ziel: deine Gesundheit. Den Tod ins Patientenzimmer zu schicken, obwohl man etwas tun könnte – das ist verdammt fies. Der Tod ist also für manche Ärztin und manchen Pfleger eine ultimative Niederlage im eigenen Schaffen.[86]

Und so arbeiten manche Ärzte mit aller Kraft, damit das nicht passiert. Und der Patient, du, der Mensch, der hier gerade stirbt, kann dabei schon mal in Vergessenheit geraten.

Volle Kraft voraus, heißt es dann oft, was bedeutet, dass man halt irgendwas machen muss, und dann fahren Ärzte eine Therapie aus Sauerstoff und Magensonde und Bestrahlung und weiß der Kuckuck nicht alles, obwohl man mit einem Schritt Abstand eigentlich sagen müsste: »Hey. Stopp«. Lassen wir diesen Menschen Mensch sein, befreien wir ihn von der Patientenrolle. Ihm ist nicht zu helfen im Sinne von Heilung. Er ist auf dem Weg in Richtung Lebensende, lasst uns ihm diesen Weg nicht mit Intensivgeräten versperren, wozu denn auch?

Ärzte, Krankenhäuser, Praxen mit kranken und auch sterbenden Patienten, egal wie alt diese sind, setzen natürlich viel Geld um. Das weckt Begehrlichkeiten, die sehr mächtig sind. Nur ein Beispiel: Nach Angabe des Statistischen Bundesamts lagen die Ausgaben der gesetzlichen Krankenkassen im Jahr 2016 bei etwa 218 Milliarden Euro[87] – ganz klar: Gesundheit ist ein Milliardengeschäft. Und wo sich Geld verdienen lässt, gibt es Menschen, die das auch tun wollen. Übertherapie ist auch ein Problem, weil Menschen Behandlungen bekommen, die sie nicht brauchen, aber Kohle bringen. Hauptsache, die Kasse stimmt. Auch Krankenhäuser sind Wirtschaftsbetriebe und Patienten Kunden; nur eben leider oft nicht Könige. Die Rechnung ist im Detail kompliziert, im Groben jedoch simpel: Krankenhäuser und Pflegeeinrichtungen brauchen Patienten, um Leistungen abrechnen zu können. Manche Leistungen (etwa Rückenoperationen) bringen viel Geld, andere Leistungen (etwa ausführliche Gespräche über die Enkelkinder) eher keins. Folglich ist es für Betriebe wichtig, möglichst viele Patienten mit möglichst lukrativen Angeboten zu behandeln, um gut zu verdienen. Das Problem: Es gibt in Deutschland knapp 2000 Krankenhäuser, dazu kommen Praxen, Pflegeheime, Rehazentren und dergleichen – und sie alle beanspruchen ein Stück vom Kuchen.[88] Besonders in chirurgischen Fächern sehen sich manche Ärzte veranlasst, möglichst viele Patienten zu operieren, ob die einen Eingriff brauchen oder nicht, ist manchmal eher zweitrangig. Denn Patienten lassen sich von dem Versprechen locken, dass ein Haus besonders viel Erfahrung mit einem Eingriff hat, sei es eine Knie-Operation oder eine Rückenversteifung. Tja, und woher kommt die Erfahrung? Genau, von möglichst vielen Operationen.

Und ja, manche Ärzte verdienen mit diesen OPs zusätzlich Geld, bekommen Ärger bei zu geringen Zahlen – oder aber Boni, wenn die Kasse stimmt. Manche stehen der Pharmabranche viel zu nahe, immer wieder geht es um Spesen, Honorare, Reisekosten, Cluburlaube, Abendessen und damit eben um Interessenskonflikte. Der Vorwurf: Ärzte, die Geld von Pharmaunternehmen annehmen, sind weniger kritisch, sobald es um die Verordnung von deren teuren, aber womöglich wenig durchschlagenden Medikamenten geht.[89][90][91]

Noch ein weiteres Problem scheint immer wieder aufzutauchen: Ältere, mitunter sogar sterbende Patienten werden ins Krankenhaus eingeliefert und dort behandelt – das aber einfach »nur«, damit sie überhaupt irgendwie versorgt sind, weil sonst niemand wüsste, wohin mit ihnen. Einfach nur, weil Pflegeheime oder auch Angehörige mit der Pflege eines solchen Menschen manchmal überfordert sind. Rasselatmung? Fieber? Verwirrtheit? Unruhe? Da wird manchmal der Rettungsdienst gerufen, obwohl ein häuslicher Palliativdienst oder eine ausgebildete Pflegekraft vielleicht die bessere Wahl wäre. Denn der Rettungsdienst kann nicht viel machen, außer den Patienten sicher ins Krankenhaus zu bringen, wo er vielleicht gar nicht hinwill und in manchen Fällen eben auch nicht hin muss.

Und so sind viele Entscheidungen der Medizin, besonders am Lebensende, eine Frage der Abwägung. Ob eine Behandlung nützlich oder nutzlos ist oder sogar schadet, ist nicht immer vorher zu sagen. Hinterher ist man immer schlauer. Natürlich gibt es zu vielen Medikamenten und Verfahren Studien. Der Einzelfall ist dann aber doch oft etwas anderes. Mir geht es darum, zum Nachdenken anzuregen. Die Entscheidung Notarzt oder nicht, Chemotherapie oder nicht, Krankenhaus oder nicht, kann ich für dich nicht treffen.

Und klar, der Wunsch, dass irgendwer in deinem Fall die »richtige« Entscheidung trifft, löst bei dir enormen Druck aus, das ist mehr als verständlich. Deshalb lassen sich Patienten auch nur selten mit dem Argument beruhigen, dass eine Therapie in Studien nur geringe Wirkung gezeigt habe. Sie antworten dann oft, na ja, was interessiert mich das – versuchen wir es, was habe ich schon zu verlieren? Nicht nur Ärzte verordnen manchmal Übertherapie, auch Patienten fordern sie mitunter ein.

Um einen Eindruck davon zu gewinnen, welche Macht der Patientenwille tatsächlich hat, befragte die Deutsche Gesellschaft für Innere Medizin ihre Mitglieder, wie oft und aus welchen Gründen Unter- oder Überversorgung im Klinikalltag vorkommen.[92] Die Umfrage förderte ein beeindruckendes Ergebnis zu Tage, tief aus dem Maschinenraum der deutschen Krankenhausmedizin: 70 Prozent der befragten Ärzte gaben an, dass Überversorgung mehrmals pro Woche in ihrer Arbeit eine Rolle spielt. Die »Erzielung zusätzlicher Erlöse« landete als mögliche Ursache allerdings nur auf dem dritten Platz aller Antworten. Deutlich häufiger nannten die Befragten die Angst vor Behandlungsfehlern – und den Druck der Patienten.

Aus all diesen Gründen werden auch am Lebensende manchmal Dinge getan, die eigentlich unsinnig sind. Es werden Darmspiegelungen angeordnet und CT-Bilder geschossen, es wird bestrahlt und operiert, geschallt und gespritzt, nur damit eben etwas unternommen wird, nur damit man hinterher sagen kann: Wenigstens haben wir es versucht. Was soll der Quatsch?

Nun, es geht dabei natürlich um die Hoffnungen von sterbenden Menschen. Es ist die Sehnsucht nach dem sprichwörtlichen letzten Strohhalm, die todkranke Patienten leider auch zu Wunderheilern treibt, deren »Therapien« den Körper nur unnötig beanspruchen und den Mut, die Freude und Zuversicht der Menschen am Ende nur weiter zerstören. Und wenn Patienten dann sagen, ich habe doch nichts mehr zu verlieren, dann muss man leider antworten, doch schon, leider, und zwar ein paar Tausend Euro, Lebensqualität und mindestens ein paar Stunden, in denen du dich mit schöneren Dingen hättest beschäftigen können, anstatt dir in irgendeiner dubiosen Praxis deine wenige verbleibende Zeit totschlagen zu lassen.

Medizinische Überversorgung, das haben wir bis hierher gesehen, ist ein Zusammenspiel verschiedener Kräfte. Ärzte sind genauso wenig allesamt böse, geldgierig und von der Pharmalobby gekauft wie alle Patienten dämlich, naiv und zu viel fordernd sind. Blickt man von oben auf den Medizin-Zirkus in den deutschsprachigen Ländern, sieht man viele gut informierte Patienten und viele aufrichtige Ärzte und Pflegekräfte, die trotz manchmal schwieriger Umstände sehr gute Medizin machen.

Ich möchte an dieser Stelle keinesfalls den Eindruck erwecken, ich befürworte ein Sparpaket für sterbende Menschen. Die entscheidenden Fragen lauten vielmehr: Wann ist ein Mensch nicht mehr krank, sondern am Sterben? Und: Ab welchem Punkt profitiert ein Mensch von weniger Medizin?[93] Also: Was kannst du gegen die Überversorgung tun? Drei Dinge sind wichtig: Wissen, Kommunikation, Dokumentation. Auf den nächsten Seiten erzähle ich von ihnen.

WISSEN

Mit dem Fortschritt der Medizin und immer weiteren Diagnose- und Therapiemöglichkeiten wird es in Zukunft immer wichtiger werden, dass du als Patient deinen Willen kundtust – zu dem auch deine Ablehnung bestimmter medizinischer Maßnahmen gehören kann. Was wiederum für dich bedeutet, dass auch dein Wissen über deine Optionen wachsen muss. Denn früher, als es derart viele Optionen schlicht noch nicht gab, mussten sich Menschen darüber auch keine Gedanken machen, sie starben bereits an einem Punkt, an dem heute, tja, wie soll ich's sagen, eine künstliche Beatmung oder eine Operation zumindest möglich sind.

Weil Entscheidungen in der Medizin oft eine Frage von Für und Wider sind und es leider eben nicht immer nur um dein Bestes geht, ist wichtig zu wissen, dass du als Patient die Möglichkeit hast, eine zweite Meinung anderer Ärzte einzuholen – immer dann, wenn du unsicher bist. Ich rede jetzt nicht vom Blutabnehmen, sondern von großen Entscheidungen. Etwa von der Frage, ob du einen Hirntumor operieren lassen solltest. Besonders vor komplexen und teuren Eingriffen wie Transplantationen oder Chemotherapien lohnt es sich, einen unbeteiligten Arzt um Rat zu fragen. Und wenn es um die Therapie unheilbarer Krankheiten geht, kann ein Gespräch mit einem Palliativmediziner sinnvoll sein.

Eine *Zweitmeinung* solltest du übrigens nicht in einem Krankenhaus einholen, das zum selben Konzern gehört wie jenes, in dem du behandelt wirst. Wenn du ausschließen willst, dass Geld die Empfehlung deines ursprünglichen Arztes beeinflusst, dann bist du dort einfach falsch. Auch ist es ungeschickt, die

Aussagen des Arztes via Google zu prüfen, selbst wenn das viele Menschen machen. Es kommt viel zu oft nur Murks dabei raus. Es ist schlicht Unsinn, den Ratschlägen von Laien in irgendwelchen Hilfeforen zu folgen und sich von deren Leidensgeschichten verrückt machen zu lassen.

Einen guten Arzt erkennst du übrigens daran, dass er nicht überrascht oder gar verärgert reagiert, wenn du den Wunsch äußerst, eine Zweitmeinung einholen zu wollen. Eine Zweitmeinung ist wie der Sicherheitsgurt im Auto: Es geht nicht um Misstrauen dem Fahrer gegenüber, sondern um eine zusätzliche Absicherung. Übrigens ist es auch erlaubt, deinen Arzt zu fragen, was er oder sie in deiner Situation tun würde. Du darfst Zweifel haben, wenn du eine verdruckste Antwort bekommst.

CHOOSING WISELY ODER AUCH: »MAN MUSS ALS ARZT VIEL WISSEN, UM WENIG ZU TUN«

In den vergangenen Jahren ist in der Medizin eine Bewegung in Gang gekommen, die sich *Choosing Wisely* nennt. Man kann diese Initiative, die es auch in Deutschland gibt, als einen noch leisen Versuch sehen, medizinisches Personal, Patienten und Angehörige zu einem Umdenken zu ermutigen. Während nämlich bahnbrechende Innovationen der Medizin, etwa die Entwicklung des Antibiotikums, der Masern-Impfung oder der Blinddarmoperation, Hunderttausenden Menschen das Leben retteten, sind manche neuere Erfindungen längst nicht mehr lebensverlängernd, sinnvoll, nötig, gut. Die Choosing-Wisely-Initiative will Ärzte wie Patienten in ihrem Wunsch unterstützen, auch einmal etwas *nicht* zu tun, wenn die wissenschaftliche Datenbasis gegen einen Eingriff spricht. Man denke zum Beispiel an die Gabe von Sauerstoff für sterbende Menschen, die in vielen Fällen nicht nötig ist, wie wir in Kapitel »Palliativmedizin – was ist das?« gesehen haben.

Solches Hinterfragen von medizinisch möglichen, aber nicht immer sinnvollen Therapieangeboten könnte, so sehen es die Befürworter der Choosing-Wisely-Initiative, wieder Platz, Energie, Konzentration, Zeit und Geld freischaufeln für Behandlungsoptionen, die derzeit womöglich *zu wenig* angewendet werden – zum Beispiel: Ansprache von Patienten und ihre Betreuung durch ordentlich bezahltes und ausgeschlafenes Personal.

Du wirst jetzt vielleicht einwerfen wollen, dass es doch absurd ist zu fordern, dass du als Patient, schwerkrank, kurz vor dem Tod, in großer Aufopferung sagst, alles klar, ich weiß Bescheid, ich kann das einschätzen: Keine Chemo mehr, kein Sauerstoff, ich muss ja eh sterben, macht es gut.

Es geht hierbei um die große Frage, ab welchem Moment die Medizin versagt, wenn sie den Tod erlaubt, und wann wiederum sie das Leben mit all ihren Möglichkeiten zur Qual macht. Für eine Antwort auf diese Frage ist der Begriff des *liebevollen Unterlassens* extrem wichtig. Maßgeblich geprägt wurde er durch den renommierten Palliativmediziner Gian Domenico Borasio.[94] Liebevolles Unterlassen beschreibt das Dilemma der modernen Apparatemedizin, wir haben darüber bereits auf den vorigen Seiten gesprochen: Die Erwartung an die moderne Medizin ist klar – du bist krank und suchst Gesundheit. Was dir helfen soll, ist auch klar: die richtige Diagnose, ein Medikament, eine Operation.

Nur ist der Tod keine Krankheit; und die Hilfe, die du brauchst, ist eine andere. Sie kann – je nach deiner persönlichen Situation, Vorsicht vor Verallgemeinerungen – jene Hilfe sein, die deinen Tod nicht unnötig aufhält. Was täglich in Pflegeheimen passiert, auf Intensivstationen, auch in bester Absicht, ist das Festklammern an einer bestimmten Therapie. Das ist menschlich und nachvollziehbar, kann aber dazu führen, dass dein Körper am Leben gehalten und ihm gerade nicht beim Sterben geholfen wird. Es wird intubiert, beatmet, gespritzt, alles getan, was den Körper am Leben hält, doch wie viel Leben ist da noch, und was ist das für ein Leben? Liebevolles Unterlassen ist also keine Schmach und kein Versagen, sondern eine bewusste, medizinisch akzeptierte und würdevolle Möglichkeit, dich in Richtung Tod zu begleiten und dir beim Sterben zu helfen, indem man einfach eine medizinisch mögliche, aber nicht sinnvolle Option unterlässt – und dir genau so am besten hilft.

Wenn du dir in bestimmten Momenten ein liebevolles Unterlassen wünschst, dann kannst du einfach hoffen, am Ende deines Lebens an Mediziner zu geraten, die das auch so sehen. Du kannst es aber auch vorher schon festlegen, zum Beispiel, indem du mit deinem Partner, deinen Kindern, deinen Angehörigen und auch – fordere das ruhig ein – mit deinen Ärzten darüber sprichst. Denn liebevolles Unterlassen ist kein Patentrezept. Es kommt dabei auf deine Wünsche an, auf deine Krankheit, deine Vorstellungen, deinen Glauben, dein Schmerzempfinden, deine Sicht auf das Leben.

Das Problem ist, dass für viele Ärzte ein Unterlassen einer Therapie oft ihrer Intuition widerspricht, wobei, noch mal: Etwas nicht zu tun ist nicht Nichtstun! Es ist sicher nicht deine Aufgabe als Patient, medizinische Entscheidungen der Ärzte kompetent beurteilen zu müssen. Es geht mir mehr um einen Gedankenanstoß, ein Zulassen des Gedankens, dass weniger manchmal mehr sein kann.

Um aber eine Entscheidung über deine individuelle Therapie treffen zu können, ist unerlässlich, dass du als Patient mit einem Arzt auf Augenhöhe über deine Möglichkeiten sprechen kannst. Und zu dieser Augenhöhe gehört eben auch Klarheit über deine Situation. Gar nicht so einfach.

Ein Beispiel: Palliativmediziner der Universität Rochester haben in einer Studie gezeigt, dass mehr als zwei Drittel der von ihnen befragten Krebspatienten ihre Überlebenschancen deutlich besser als die zuständigen Ärzte einschätzten.[95] Und nur einer von 10 Patienten war sich dieses Unterschieds bewusst. Eine positive Einstellung ist an sich sehr gut und kann dir helfen, das Leben trotz Krankheit zu genießen. Liegst du aber in deiner Beurteilung meilenweit von deinem Arzt entfernt, kann das gefährlich werden. Wenn du als Patient deine Situation nämlich viel besser einschätzt, als sie tatsächlich ist, dann bist du sehr wahrscheinlich auch bereit, wesentlich mehr Behandlungen zu akzeptieren oder gar einzufordern. Das wiederum kann dann sehr rasch dazu führen, dass deine Lebenszeit oder auch deine Lebensqualität sinkt und du eine weniger gute verbleibende Zeit mit deiner Familie und deinen Freunden hast. Geht es also darum, Überversorgung und unnötige oder gar schädliche Therapien zu verhindern und Ärzte von ihrem »Wir-müssen-irgendetwas-tun«-Druck zu befreien, dann hilft es, wenn du dir klar über deine Situation wirst. Das in der Studie der Universität Rochester geschilderte Problem lässt sich eigentlich nur so lösen: Sprich mit deinem Arzt, oder mit zweien. Und überwinde den Starrsinn des Menschen. Womit wir bei der Kommunikation wären …

KOMMUNIKATION

Kommen wir an dieser Stelle noch mal zurück zur Umfrage der Deutschen Gesellschaft für Innere Medizin: Auf Platz eins und zwei der Gründe für Überversorgung, wir erinnern uns, lagen die Angst vor Behandlungsfehlern und der Druck durch die Patienten. Es ist also nicht nur der übereifrige Arzt, der Sorge um deine Gesundheit hat und den Tod als Niederlage begreift. Und es ist auch nicht nur der fiese Krankenhaus-Controller, der schwarze Zahlen sehen will, Profit und sonst nichts. Und es ist ebenfalls nicht der gewissenlose Pharmalobbyist, der mit Annehmlichkeiten und Schmiergeldern in den Markt drängt, nur damit seine Unternehmensrendite stimmt.

Sondern häufig bist es eben doch du, der Patient. Du, der Angehörige. Es sind Sätze von dir wie: »Ich habe gelesen, dass ... «

Eine der vielleicht größten Herausforderungen für kranke und sterbende Menschen ist es, *nicht* alles zu tun, was theoretisch medizinisch möglich wäre. Das gilt nicht nur, aber besonders für sterbende Menschen. Es verlangt unglaubliche Größe, Antworten auf die Frage zu suchen, was ein, zwei, drei Monate mehr zu leben eigentlich bringen würde.[96] Es verlangt unglaubliche Größe zu sagen, ich lasse es gut sein, ich gehe, es ist gut so, adieu. Geht es also darum, den Tod und den Weg dahin nicht unbedingt als Krankheit zu sehen, der man sich mit aller Kraft entgegenstemmen muss, ist Nichtstun die bessere Option, dann kann ich Sterbende und Angehörige nur ermutigen, diese Behandlung aktiv anzusprechen und auch einzufordern. Du als Patient hast das Recht zu entscheiden, wer was wie und wann mit dir und deinem Körper anstellt. Das ist eine ganz einfache Regel: Wenn dich ein Arzt oder eine Ärztin gegen deinen Willen behandelt, kann das strafbar sein. Es mag Ausnahmen geben, doch die sind hier erst mal unerheblich. Du darfst Nein sagen.

Im Alltag lassen dich Ärzte natürlich nicht bei jeder Blutdruckmessung oder Blutabnahme vorher eine Willenserklärung unterschreiben, aber doch: Vor Operationen zum Beispiel findet ein Aufklärungsgespräch statt, und im Anschluss unterschreibst du als Patient. Diese Unterschrift dient als Beweis, dass du dir der Risiken bewusst warst und dem Eingriff zugestimmt hast. Eine solche Zustimmung musst du nicht erteilen, du darfst ablehnen – selbst dann, wenn das zu deinem Nachteil wäre. Aber was ist schon ein Nachteil? Für eine solche Situation ein zugegebenermaßen heftiges und zugleich oft bemühtes Beispiel: Ein Mitglied der Zeugen Jehovas lehnt Bluttransfusionen strikt ab – und bräuchte aber dringend eine, weil er während einer Operation viel Blut verliert. Ohne Transfusion wird er sterben. Und genau das passiert dann auch. Denn er hat zuvor schriftlich erklärt, dass dies sein Wille ist. Also bekommt er keine Transfusion, so grausam das ist. Gleiches gilt vielleicht auch für deinen Tod. Erklärst du verbindlich, dass du zum Beispiel keine Wiederbelebung wünschst, und stellt dein Herz dann eines Tages die Arbeit ein, dann wirst du hoffentlich nicht reanimiert.

Meist sind die Dinge natürlich bei Weitem nicht so simpel, wie ich sie hier darstelle. Oft herrscht Unklarheit: Hat die Patientin einer Reanimation nun widersprochen oder nicht? Die Tochter sagt Ja, ganz sicher. Der Sohn sagt, hat sie tatsächlich, aber nur unter bestimmten Umständen, und die sind ja wohl eindeutig nicht erfüllt. Das alles sei schriftlich verfasst, behaupten beide, doch niemand weiß, wo das Dokument ist. Tja. Für Ärzte und Pflegende ist so etwas eine fürchterliche Situation, die meist dazu führt, dass man eher eine Behandlung beginnt, als dass man sie unterlässt. Ganz einfach, weil man später immer noch aufhören kann, zum Anfangen aber ist es dann manchmal zu spät. Das bringt uns zum nächsten Punkt: der Dokumentation deiner Wünsche.

DOKUMENTATION

Dein Wille muss also dokumentiert sein. Und zwar in einer Patientenverfügung; wir gehen in den Kapiteln »Verschwinden I« und »Verschwinden II« noch genauer darauf ein. In diesem Dokument legst du fest, welche Behandlungen du wünschst und welche nicht – für den Fall, dass du deine Wünsche eines Tages nicht mehr äußern kannst. Die von dir angefertigte Verfügung ist rechtlich bindend, weshalb es wichtig ist, dass du sie, erstens, korrekt anlegst, damit keine Zweifel aufkommen. Dazu gibt es Vordrucke, dazu gibt es Notare, die helfen, sie rechtssicher zu erstellen. Wobei dir klar sein muss, dass kein Dokument der Welt alle erdenklichen Situationen im Voraus klären kann. Wichtig ist, dass dein Wille erkennbar ist; dass klar wird, in welche Richtung du steuern willst, wenn du dich nicht mehr dazu äußern kannst.

Und, zweitens, solltest du die Verfügung so verwahren, dass deine Angehörigen sie finden, und, fast noch wichtiger, sie auch nicht absichtlich verloren gehen kann. Denn in deiner Patientenverfügung stehen Dinge, die anderen womöglich nicht gefallen werden. Die Maschine abschalten, nein, das machen wir sicher nicht, sagt die Tochter, oder sagt die Ärztin, oder sagt die Heimleiterin. Du aber kannst dich nicht mehr wehren. Schon allein darum kann es sich lohnen, das Dokument im Zentralen

Vorsorgeregister der Bundesnotarkammer zu hinterlegen. Der Vorteil: Niemand kann dort deine Patientenverfügung ändern oder sie gar verschwinden lassen. Und für Angehörige ist wichtig zu wissen: Urkundenunterdrückung, Neuanfertigung oder Fälschungen sind strafbar! Die Missachtung der Verfügung ebenso.

Nach diesem Kapitel hast du vielleicht das Gefühl, in Wahrheit noch viel mehr zum Thema Überversorgung wissen zu müssen. Das kann ich verstehen. Wir sprechen in diesem Buch aber über das Sterben, und zum Sterben, das ist vielleicht die wichtigste Botschaft dieses Kapitels, braucht es sehr oft überhaupt kein Spezialwissen und oft auch keine Hightech-Medizin, sondern vor allem den wachen Blick von Menschen, die sich damit auskennen – ähnlich wie bei einer Geburt, du kennst den Vergleich jetzt wahrscheinlich schon. Es braucht Wissen, Kommunikation, Dokumentation. Es braucht Vorbereitung. Und es braucht ein bisschen Vertrauen in die Menschen um dich herum.

9

KOMMUNIKATION UND HALTUNG BEIM STERBEN

Was sich die Menschen nicht alles erzählen über den Tod. Die vielen Buchstaben und Wörter und Sätze wiegen schwer wie Ziegelsteine, die dich zu Boden drücken, du musst noch dies, du musst noch das, da stockt der Atem. Doch ohne Luft keine Sprache, also bitte, wenigstens für einen Moment, haltet die Luft an. Und tatsächlich, Sprache ist Macht, sie kann vieles erleichtern, sie kann dich aber auch zerquetschen, bereits wenige Worte können zur Falle werden. Ein Nebensatz reicht, und du wirst die ganze Nacht die Augen nicht schließen. Die Kommunikation zwischen Menschen, der eine geht, der andere bleibt, kann dich federleicht machen, sie kann dich aber auch mit voller Wucht ins Kissen drücken. Deshalb ist Kommunikation in der Medizin unglaublich wichtig, vielleicht sogar das Allerwichtigste, das gilt nicht nur, aber eben auch für Menschen am Lebensende. Fragt man Ärzte und Pflegende in einem Krankenhaus, warum Patientinnen unzufrieden sind, warum sie klagen und mit Rechtsanwalt und Gericht drohen, dann ist es selten das Skalpell, das noch immer im Bauch des Operierten schlummert. Viel öfter gehen die Streitigkeiten um das diffuse Gefühl, dass irgendetwas nicht stimmt, dass gemauert und gemauschelt und nicht ehrlich gesprochen wird über Fehler und Versagen. Solche Gefühle braucht sicher kein Patient. Man wird nicht gesund, wenn die Chemie nicht stimmt; und man stirbt nicht in Frieden, wenn die Chemie giftig ist.

Der vierte Baustein der Palliativmedizin ist daher die gute Kommunikation. Sprechen ist essenziell. Schweigen kann schaden. Sprich mit deinen Angehörigen, deinen Ärztinnen, deinen Freunden, sprich. Richtige Entscheidungen am Lebensende werden am ehesten dann getroffen, wenn du als Sterbender den Mund aufmachst. Wenn du fragst. Seien es Fragen der Patientenverfügung, also: Reanimation, ja oder nein, aber seien es auch Fragen wie: Willst du zuhause gepflegt werden, oder in einer Einrichtung?

DIE ARZT-PATIENTEN-KOMMUNIKATION

Die Arzt-Patienten-Kommunikation ist ein schwieriges Thema, immer wieder flammt es auf. Das Problem ist eigentlich simpel: Wenn du auf einen Menschen angewiesen bist, der dir gar nicht sympathisch ist, wenn die Wellenlänge nicht stimmt, dann wird es schnell schwierig. Andererseits muss die Situation eben bewältigt werden, daran führt kein Weg vorbei, wenn man todkrank ist. Du kannst dir leider das Personal in einer Klinik oder einem ambulanten Palliativdienst nicht so richtig aussuchen. Du kannst aber ein paar Tipps beachten.

Eine wichtige Voraussetzung für eine gelungene Kommunikation ist der Augenkontakt: Viele Ärzte blicken weg. Sie blicken zur Seite, nach unten, nach oben, sie schauen dir nicht in die Augen. Schau ihnen in die Augen. Wer sich in die Augen blickt, spricht ehrlich und ist näher dran an einem Menschen. Signalisiere mit deinem Blick, dass du Blickkontakt wünschst.

Eine typische Szene: Ärzte gehen ungern in die Hocke, setzen sich nicht gerne auf die Bettkante oder auf einen Stuhl neben dich. Wie wichtig das aber doch wäre, auf Augenhöhe zu sprechen, und was kostet es schon an Zeit, nichts. Bitte die Ärzte darum, sich zu setzen, oder, wenn du kannst, dann steh auf. Du wirst überrascht sein, wie überrascht sie sind.

Leider schleicht sich im Krankenhaus immer mal wieder der Gedanke ein, dass das Fehlen von Gesundheit Krankheit bedeutet; und diese gilt nun mal als therapiebedürftig. Viele Ärzte ertragen es darum nicht, einen Menschen in Ruhe zu lassen – schade eigentlich. Du als Patient hast selbstverständlich das Recht, Nein zu sagen. Das ist nicht generell unhöflich, auch wenn es so ankommen kann. Aber dein Körper ist deiner, dein Leben ist von dir geführt, Jahrzehnte lang, das Sterben also ist auch deins, und natürlich darfst du jeden Kontakt auch vermeiden.

Klar, in einem Krankenhaus mit 1000 Betten gibt es so manchen Gott in Weiß, Patienten sind da nur eine diffuse Masse und du das Objekt. Das klingt nach einem grauen System voller Unmenschlichkeit, aber das muss es nicht sein. Denn Ärzte und Pflegende arbeiten zwar in einem System, sind aber keins. Sie sind Menschen. Du als Patient darfst eine persönliche Beziehung zu jemandem von ihnen aufbauen. Wenn du als Mensch behandelt werden willst, behandle die anderen als Menschen. Sei also kein Prinz, um den sich alles zu drehen hat. Denn Krankenhaus heißt teilen, und zwar auch die Zeit der Fürsorge. Du bist nun mal nicht alleine auf der Station, auch andere Patienten brauchen Hilfe. VIP-Gäste mag niemand gerne, dafür solltest du Verständnis haben.

Mit Objekten, Nummern, Krankenakten kann man emotionslos arbeiten, mit einem Menschen aber wird das selbst dem kühlsten Arzt als schwierig erscheinen. Man hört ja immer diese Organisationssprüche, zum Beispiel »In Zimmer 5 liegt der Pankreastumor.« Das ist furchtbar und wird sich womöglich nie ganz austreiben lassen. Wenn die Ärztinnen und Pflegenden aber von dir mehr wissen als nur deine Diagnose, wer weiß, vielleicht sagen sie dann doch eines Tages: »In Zimmer 5, da liegt Frau Müller, deren Enkelin mal Atomphysikerin werden will.« Erzähl es ihnen, versuch es mal.

Eine aktuelle Studie aus Stanford zeigt übrigens, dass sich schwerkranke Krebspatienten eher gegenüber Ärzten öffnen, wenn sie zuvor die Chance hatten, mit einem Sozialarbeiter über ihre Wünsche und Sorgen zu sprechen. Das zeigt, dass es manchmal sinnvoll sein kann, Kommunikationshürden abzubauen.[97] Eine solche Hürde kann zum Beispiel die Ehrfurcht vor dem weißen Kittel sein.

AUCH ÄRZTE UND PFLEGENDE LEIDEN

Zum Glück arbeiten viele mitfühlende, sensible Ärzte und Pflegende in deutschen Krankenhäusern, und ja, diese Menschen müssen auch kämpfen, um den Tod ihrer Patienten zu ertragen. Wie alle Menschen, wie auch du, gehen sie unterschiedlich damit um, und vielleicht verhalten sie sich dabei in deinen Augen falsch, was soll man sagen, es ist, wie es ist. Konflikte entstehen häufig dann, wenn Patienten Therapieangebote ablehnen und damit – vermeintlich – die Abkürzung in Richtung Tod nehmen wollen. Da kann es schon sein, dass sich Mediziner fragen, wozu eigentlich die ganze Mühe, wenn doch offenbar sowieso der Tod das Ziel ist. Ja, wozu eigentlich? Wenn die Ärztinnen dann mitansehen müssen, wie es dir als Patientin immer schlechter geht, führt das mitunter auf ihrer Seite zu Frustration und Kränkung. Das Gefühl, abgelehnt zu werden, führt manchmal, es ist leider nun mal so, zu Ablehnung. Und deshalb ist es verdammt wichtig, dass du deine Entscheidungen erklärst. Auch du, der Patient, musst deine Umgebung einweihen in deine Pläne, nicht nur die Mediziner dich in ihre. Wie schon gesagt, Kommunikation hilft. Und vielleicht, vielleicht ist dein Wunsch, die Abkürzung nehmen zu können, totaler Quatsch, und du bist nach einigen guten Gesprächen mit Fachleuten froh, dass du deine Gedanken frühzeitig geäußert hast.

Menschen, die täglich bei ihrer Arbeit den Kampf um das Leben mitbekommen, schützen sich. Ihre Seele baut sich eine Mauer, und die sieht dann oft grau und hart aus. Das ist keine Rechtfertigung, Ärzte und Pfleger sollten niemals kalt mit dir umgehen. Wenn du aber verstehst, wie es zu ihrem Verhalten kommt, dann fällt es dir leichter, es auszuhalten, wenn es doch mal passiert.

Du kannst ihre Seelenmauer manchmal durchbrechen, wenn du in Vorleistung gehst und sie als Menschen behandelst, wenn du etwa deine Ärztin fragst, wo sie herkommt, und ihr dann über das Saarland oder Ungarn redet, über die Voralpen oder den Glauben an Gott. Manchmal ist es nur eine kleine Frage, und Menschen tauen auf. Was machst du heute noch, was denkst du, wie geht es dir? Und vergiss die Pflegenden, Physiotherapeuten und Medizinstudenten nicht. Man kann als Patientin sogar ein Bindeglied zwischen diesen Gruppen sein, glaub mir, auch auf den sterilsten Krankenhausfluren menschelt es gewaltig. Das System ist aber eben nicht besonders stark auf Menschliches ausgerichtet, es arbeitet in einer alles bestimmenden Logik: gesund – oder krank? Oder auch: Wo liegt das Problem – und wie ist es zu lösen? Die Pflegenden sind die vielleicht wichtigsten Personen in einem Krankenhaus, denn sie sind nah dran an dir als Patient, haben ein extrem gutes Bewusstsein für bedrohliche Situationen und erkennen schnell, wenn etwas nicht stimmt – lange bevor ein Arzt zur Visite hereinschneit. Krankenpflegerinnen machen ihren Job mit Hingabe und werden leider nicht reich damit. Und du als Patient kannst ihnen den Tag versüßen, indem du respektvoll und höflich bist, also nicht: »Ey, Schwester, ich will einen Tee!«, sondern einen normalen Umgangston wählst, der auch im Krankenhaus immer öfter zu verschwinden droht: »Wäre es möglich, einen Tee zu bekommen? Vielen Dank!«

Du denkst, so unhöflich ist doch niemand? Oh doch. Ich habe leider viele ruppige Patienten erlebt, und ja, es ist so, zu solchen Menschen geht man als Mediziner oder Pfleger oder Studentin weniger gern ins Zimmer. Manchmal grenzt es sogar an Schikane, wenn Patienten ständig klingeln, über das Essen meckern oder pöbeln und grapschen. Andererseits, und auch das ist wichtig zu verstehen, können Aggression, Respektlosigkeit und Aufdringlichkeit auch Hilferufe sein. Das musst du verstehen, auch selbst als Patient, wenn du dich dabei erwischst, immer dünnhäutiger und rüder zu werden. Menschen, die sich schwer damit tun, Schwäche oder Schmerzen oder Angst zu zeigen, Hoffnungslosigkeit zuzulassen, brüllen und schlagen und treten eben oft, ob verbal oder mit den Gliedern. Auch sie gehören zum Alltag im Krankenhaus. Oft sind es Männer, die besonders aggressiv sind, und oft ist Aggression und Angst und Panik eine Folge von Depressionen und nicht zwingend die Ursache. Darüber kannst und solltest du sprechen – als Patient ebenso wie als Angehöriger. Wenn dir also die Verzweiflung die Höflichkeit austreibt, dann …

- sprich mit den Menschen um dich herum. Je mehr man über dich und deine Gefühle weiß, desto eher gelingt es, deinen Bedürfnissen gerecht zu werden.
- verstecke nicht deine Sorgen, Nöte, Wünsche, die jeder Mensch hat.
- mach dir klar, welche deiner Probleme überhaupt gelöst werden sollen. Nicht jedes Problem, das Ärzte und Pflegende zu erkennen meinen, ist für dich wirklich eins.

Wenn eine Ärztin mit dir spricht, wird sie dich womöglich mit Informationen überrumpeln. Welche OP, welche Medikamente, welche Prognose, all das. Das kennt man: Drei Minuten Gespräch, und dann drei Stunden grübeln, was hat sie noch mal gesagt? Am besten machst du dir vor dem Gespräch ein paar Notizen: Was willst du wissen? Was fragen? Das hilft dir, später im Gespräch darauf zurückzukommen. Frag besser drei Sachen, nicht 30. Konzentriere dich auf die dir wichtigsten Fragen. Vielleicht ist es möglich, dass dich eine vertraute Person begleitet? Bitte darum, dass das Gespräch in einem ruhigen Raum stattfindet und nicht vor den Ohren anderer. Gegen die Hektik, in der du nicht alle deine Fragen unterbringen kannst, hilft es enorm, wenn du zuvor eine grobe Dauer des Gesprächs vereinbarst – und, wenn möglich, die Ärztin ihr Telefon ausschaltet. Sei offen und berichte ihr von Unklarheiten, Ängsten, aber auch, was du schon weißt. So könnt ihr euch im Gespräch auf das Wesentliche konzentrieren und verbringt nicht zu viel Zeit damit, euch überhaupt erst anzunähern. Und, ganz wichtig, frag nach, wenn du etwas nicht verstanden hast. Oder du Zweifel hast. Misstrauen solltest du nicht pflegen, eine kritische Haltung aber ist ausdrücklich erlaubt. Du bist dein Experte, also hör auf dein Bauchgefühl. Aber: Spiel dich nicht zum Experten auf. Wissen aus dem Internet ist wirklich trügerisch und macht oft schier verrückt, du kannst deinen Ärzten schon auch vertrauen.

Ein besonders heikles Thema ist der Wunsch nach Sterbehilfe im Sinne des *assistierten Suizids* oder sogar der *Tötung auf Verlangen*. Doch wenn du diese Gedanken in dir trägst, dann solltest du unbedingt mit deinem Arzt darüber sprechen, Schweigen ist auch hier die viel schlechtere Lösung:

– Ärzte verstehen dich und deinen Wunsch, sie sind Menschen.
– Lass dich nicht verunsichern, wenn ein Arzt das Gespräch abblockt. Du hast sicher kein Recht auf Sterbehilfe im Sinne der Tötung, aber du hast sehr wohl das Recht auf ein Gespräch darüber.
– Du hast das Recht, dass dir jemand die Rechtslage erklärt und du verstehst, was Sterbehilfe überhaupt ist.

WIR KÖNNEN NICHTS MEHR FÜR SIE TUN! HÄ?

Schon mal in einem Film gehört, wie der Arzt zum Patienten sagt: »Entschuldigung, aber wir können nichts mehr für Sie tun«? Hört man leider auch immer mal wieder am Krankenbett. Wenn es darum geht, dass der Tod und der Weg dahin nicht unbedingt als eine Krankheit anzusehen sind, der man sich mit aller Kraft entgegenstemmen muss, wenn Nichtstun die bessere Option ist, dann kann ich dich als Sterbenden (und auch als Angehörigen) nur ermutigen, diese Behandlungsoption anzusprechen und auch einzufordern. Man hört immer wieder mal diesen furchtbaren Begriff des Behandlungsabbruchs, der so grausam falsch ist, denn da wird nichts abgebrochen, da bricht auch nichts ab. Wir haben bereits im Kapitel »Was hilft gegen die Angst? Sterbehilfe!« darüber gesprochen. In der Palliativmedizin wird stattdessen oft die Vokabel *Behandlungsumstellung* bemüht. Dieses Wort klingt wie ein dämlicher Euphemismus, aber doch, es ist treffender, denn Nichtstun bedeutet ja nicht, tatsächlich nichts mehr zu tun! Eine *Änderung des Therapieziels*, noch so ein verklausulierter Begriff, der dir womöglich unterkommen wird, bedeutet genau das: Einfach weitermachen mit der bisherigen Therapie verlängert nicht das Leben, es verhindert das Sterben, und darum wird geändert.

Du merkst einmal mehr: Es ist vieles auch eine Frage der richtigen Worte.

Das gilt auch für den Gegenpart vom Behandlungsabbruch: die Überbehandlung. Für einen Mediziner ist es schneller und einfacher zu sagen: »Wir operieren Sie jetzt noch mal oder machen eine Chemo« – anstatt ein womöglich problematisches Gespräch zu beginnen: »Die Therapie ist nicht sinnvoll, weil, tja, weil sie Ihnen nicht helfen wird.« Manchmal fehlt für diese Gespräche einfach die Zeit, also therapiert man munter drauflos, auch wenn man weiß, dass es nix bringt, mehr dazu im Kapitel »Überversorgung am Lebensende«. Solltest du das Gefühl haben, dass besonders viel investiert wird, nur um Worte zu sparen, die dir erklären, dass man eigentlich lieber weniger tun würde, dann frag doch einfach deinen Arzt, ob es die gewählte Therapie tatsächlich braucht.

Auch beliebt ist übrigens der im Vergleich zum Behandlungsabbruch nicht weniger dämliche Satz mancher Angehöriger: »Das wird schon wieder ... «. Hey, das kann man dir sagen, wenn du dir den Arm brichst, klar, Gips dran, wird schon wieder. Ein Mensch, der im Sterben liegt, der fürchterlich leidet, der das Bewusstsein verliert, der wird nicht wieder, der bleibt, wie er ist, der verschwindet – also geht es darum, gemeinsame Ziele zu finden: Was wünschst du dir für deinen letzten Weg? Was belastet dich am meisten? Wie realistisch sind deine Wünsche? Was können Ärztinnen und Pflegende tun, um sie zu erfüllen? Diese Fragen sind gute Kommunikation. Sie sind ein Teil guter Sterbehilfe!

ANEINANDER VORBEIREDEN: DER NOCEBO-EFFEKT

Tja, und dann sagt eine Ärztin: »Wir schneiden Sie später in viele ganz dünne Scheiben!« Oder die Pflegekraft: »Ich hole noch schnell etwas aus dem Giftschrank, dann können wir anfangen.«[98] Klingt schlimm, oder? Was die beiden eigentlich meinen: Wir machen jetzt eine Kernspin-Aufnahme. Und: Ich hole etwas aus dem Medikamententresor.

Verunsicherung und Unruhe entstehen oft schon durch kleine, falsche Kommunikationsspitzen, die heftig sitzen, meist vollkommen ungewollt. In der Wissenschaft spricht man vom *Nocebo-Effekt*, der so ungefähr das Gegenteil vom berühmten Placebo-Effekt ist. *Nocebo*, ich werde schaden, heißt nichts anderes als die Macht der Sorge, die dich Beschwerden spüren lässt, die es eigentlich gar nicht gibt. Dank des Placebo-Effekts wirken Zuckerkügelchen manchmal Wunder, obwohl sie gar keine Wirkstoffe enthalten, wir kennen das nur zu gut von der Homöopathie. Treten hingegen Nebenwirkungen eines Scheinmedikaments auf, wäre das ein Beispiel für den Nocebo-Effekt. Und weil Worte manchmal ähnlich wirken wie Pillen, gilt dies eben auch für die Kommunikation am Lebensende.

Tatsächlich ist der Nocebo-Effekt ein beständig großes Problem der Medizin, denn Patienten müssen nun einmal vor einer Operation oder Therapie über alle wesentlichen Details aufgeklärt werden, und eben auch über mögliche Komplikationen. Manche Menschen aber fürchten sich genau vor diesen Komplikationen. Je mehr sie über Probleme oder Nebenwirkungen erfahren, desto verunsicherter sind sie – und bekommen die Probleme und Nebenwirkungen dann manchmal tatsächlich. Vor diesem Mechanismus kannst du dich so richtig nicht schützen, denn Aufklärung ist nun mal extrem relevant und muss sein.

Wichtig ist, dass du nachfragst, wenn dir etwas unklar ist. Denn viele Ärzte, Pfleger und auch Angehörige denken leider, dass sterbenden Menschen eigentlich alles egal ist und sie kein großes Interesse an Informationen haben – was falsch ist. Durch Nichtkommunikation entsteht oft ein falsches Bild einer Behandlung oder Therapie. Kurzum: Die Kommunikation am Lebensende könnte deutlich besser sein.[99]

Die große Frage ist nur: Was genau heißt das denn, »besser sein«? Die Antwort ist, wer hätte es gedacht, nicht so leicht zu finden. Ärzte müssen und werden weiterhin über Komplikationen und Nebenwirkungen aufklären müssen, keine Frage. Doch bietet es sich an, die *Ziele* der Behandlung viel stärker zu betonen, als das häufig passiert.[100] Der Nocebo-Effekt kann etwas gemildert werden, wenn Patienten nicht nur eine Reihe von möglichen Problemen vor den Latz geknallt bekommen, sondern eben auch eine Einordnung – und ein Gespräch über die Problematik des Nocebo-Effekts. Offen und ehrlich. Im Gespräch hilft oft der Fokus auf die positiven Aspekte einer Therapie und, klar, Aufklärung. Warum nicht mal zu Stift und Papier greifen und einen Rezeptor schematisch aufzeichnen? In einer Überblicksarbeit konnten Wissenschaftler zeigen, dass Patienten mit chronischen Schmerzen, die in allgemeinen Fragen zu Schmerzentstehung und Möglichkeiten der Therapie unterrichtet wurden, zumindest ein bisschen weniger starke Schmerzen angaben und insgesamt zufriedener mit ihrer Behandlung waren.[101] Eine weitere sehr häufig zitierte Studie zeigte, welchen enormen Effekt (ob nun positiv oder negativ) solche Informationsarbeit hat. Die Forscher befragten ältere Patienten, ob sie sich im Falle eines Herzstillstands eine Reanimation wünschten. 41 Prozent sagten »Ja!«. Diese Zahl sank auf 22 Prozent, nachdem die Patienten über die Chancen und Risiken einer Wiederbelebung aufgeklärt worden waren.[102]

RICHTIG KOMMUNIZIEREN
FÜR ANGEHÖRIGE

Der Tod kommt nahe, und plötzlich halten alle die Luft an. Klar, auch als Angehöriger muss man Sterben lernen: Oft knallt es beim Pflegen, beim Umlagern, beim Waschen. »So will ich das nicht!«, sagst du dann plötzlich als sterbender Mensch, der auf diese Hilfe angewiesen ist. Und dann stirbst du, und deine Angehörigen haben Schuldgefühle, vielleicht hätten sie besser aufpassen sollen, weniger streiten. Überhaupt haben viele ständig

Schuldgefühle; als ob irgendjemand Schuld am Sterben hätte, so ein Quatsch. Hier sind aber dennoch ein paar Tricks, wie du es dir ein bisschen leichter machen kannst.

- Sich richtig verabschieden, wenn nicht klar ist, ob sich Angehörige und Sterbende noch mal sehen werden. Was zur Hölle sagt man da? Auf Wiedersehen? Klingt zu förmlich. Andere Formeln wie zum Beispiel »Bis bald« oder »Wir sehen uns« sind schwierig, weil sie ein Versprechen in sich tragen. Was gut geht: »Ich denke an dich.« Oder: »Ich bin bei dir.« Ich finde »Tschüss« manchmal ganz gut, das ist zwar knapp, aber nett und unverbindlich.

- Wer einen sterbenden Menschen besucht, sollte sich nach Möglichkeit jedes Mal anständig und gründlich verabschieden, auch wenn es sich seltsam anfühlt. Manche sagen, das ständige Verabschieden rede den Tod erst herbei. Doch wissen Angehörige einfach nicht, ob sie dich als Sterbenden noch einmal lebend sehen werden. »Bis morgen« oder »Schönes Wochenende« ist deshalb nicht so gut. Menschen, die einem sterbenden Menschen versprechen, in drei Tagen wiederzukommen, und dann vom Tod des anderen davon abgehalten werden, machen sich oft große Vorwürfe. Sie haben ein Versprechen nicht eingehalten, mehr noch, sie konnten sich nicht richtig verabschieden.

- »Lass mich gehen und lebe dein Leben weiter, auch mit einem neuen Partner.« Es gibt Momente, da wirkt das Zeigen von Größe beruhigend. Jedes Paar ist anders, und manchem würde es einen Stoß versetzen, wenn du am Sterbebett über die Frage sprichst, ob sich dein Partner nach deinem Tod in jemand anderes verlieben darf. Andersherum haben sterbende Menschen eben manchmal das Bedürfnis, auch diese Frage zu klären. Es beruhigt sie, denn es beschäftigt sie, und alles, was im Kopf umherspukt, darf auf den Tisch, dann ist es raus und schafft Platz für Entspannung.

- Hab keine Angst, über den Tod zu sprechen. Gute Kommunikation hängt logischerweise immer sehr von jenen Menschen ab, die dabei sind. Mal helfen die Menschen, mal behindern sie einen Austausch. Idealerweise ermutigen sie dich, offen zu sprechen. Leider aber passiert manchmal auch das Gegenteil. Völlig absurd wird es, wenn Angehörige und Sterbende Verstecken spielen: »Sagen Sie bloß nicht, wie es um ihn steht«, sagt dann die Ehefrau etwa zur Ärztin. Und der Patient, wenig später: »Frau Doktor, verraten Sie meiner Frau bloß nicht, dass ich sterbenskrank bin.«[103] Alle wissen also Bescheid, aber niemand spricht. Wie schade. Offene Kommunikation wäre hier besser. Logisch, nicht?

- Manchmal hilft es, wenn Angehörige zum Sterbenden sagen: »Du darfst gehen.« Denn manchmal braucht es das, eine Art Erlaubnis, nicht mehr weiterkämpfen zu müssen für die anderen: »Geh ruhig, es ist gut.« Das hilft dann auch den Angehörigen, viele sagen hinterher, sie seien froh, dass er oder sie es endlich »geschafft« hat.[104]

- Mitunter sind Angehörige zutiefst verletzt, wenn sie vom Sterbenden nicht in den engeren Kreis der Anwesenden am Sterbebett vorgelassen werden. Da braucht es dann aber einfach Großzügigkeit den Wünschen des Sterbenden gegenüber, es kann auch einfach sein, dass er dich schützen will. Und wenn nicht, also wenn Sterbende einen Angehörigen einfach nicht um sich haben wollen, dann tut das weh, aber es ist dann so. Sterben heißt Abschied nehmen, das geht auch aus der Ferne.

- Und wenn Angehörige einem Sterbenden doch nahekommen dürfen, dann sind Zuhören und Schweigen zwei wichtige Aspekte guter Kommunikation. Schweigen kann manchmal unerträglich sein, vor allem dann, wenn Menschen mit Schweigen eine Botschaft senden wollen. Und doch muss nicht immer gesprochen werden, und Angehörige müssen auch nicht immer etwas zu sagen haben, manchmal ist Schweigen besser als Sprechen. Menschen verstehen sich auch sehr gut ohne Worte. Zuhören und Schweigen können erstaunliche Kraft entfalten, und beides kommt leider oft zu kurz.

- Auch Ärzte begehen Fehler in der Kommunikation, meist gar nicht mit Absicht. Zum Beispiel nach einer OP, bei der Tumorgewebe entfernt wurde. Das klingt nach großem Eingriff und die Ansage »OP verlief gut, keine Komplikationen« darum nach Heilung. Angehörige sind dann tief erschüttert, wenn sie gleich darauf hören: »Ja schon, aber dennoch ist Ihre Großmutter sterbenskrank und wird auch nicht mehr gesund.« Es hilft in solchen Fällen immer, zu verstehen, aus welcher Perspektive Menschen sprechen. Für den Operateur ist wichtig, dass bei einer Operation keine unerwarteten Blutungen auftreten oder dass nur krankes Gewebe entfernt und gesundes geschont wird. Gelingt das, kann man sagen, die OP war erfolgreich. Für Angehörige aber relativieren sich solche Jubelnachrichten, wenn sie begreifen, dass der OP-Erfolg nicht zwingend dazu führt, dass ein Mensch wieder gesund wird. Es kann darum helfen, die

Ärztin genau darauf anzusprechen: »Was konkret bedeutet das für meine Großmutter?« Oder auch: »Ich verstehe Ihre Worte nicht. Könnten Sie mir erklären, wie es jetzt für uns weitergeht?«

— Anderes Beispiel: Manche Ärzte machen den ungeheuerlichen Fehler, immer anzurufen, wenn es gute Neuigkeiten gibt, und dann plötzlich schreiben sie eine E-Mail: »Sehr geehrte Frau Soundso, da können wir jetzt nichts mehr machen.« Das Gefühl, dass ein Arzt dich verlassen hat, dass er nicht mehr mit dir reden will, ist schlimm. Auch hier lohnt es sich, das Problem sofort offen anzusprechen, denn oft geschieht schlechte Kommunikation nicht aus bösem Willen, sondern aus Zeitdruck oder Unüberlegtheit. Nachricht an den Arzt, idealerweise mit einer Ich-Botschaft, die das Verhalten und den durch es ausgelösten Effekt beschreibt: »Ihre Nachricht war sehr knapp, dadurch fühle ich mich von Ihnen alleine gelassen. Könnten Sie mir bitte erläutern, was genau Ihre E-Mail zu bedeuten hat?« Vermeiden sollte man dagegen Botschaften, die die Rolle und Persönlichkeit des anderen betreffen. Also *nicht*: »Ich finde, Sie sind ein schlechter Arzt, ein Egomane, überheblich und arrogant. Erklären Sie mir, was los ist, und schicken Sie mir nicht so eine feige E-Mail!« Denn eine solche Form der Kommunikation ist aggressiv und führt meist dazu, dass der Gesprächspartner in Abwehrhaltung geht – und genau das soll nicht passieren.

— Es macht Angehörige oft wahnsinnig, wenn Mediziner behaupten, sie könnten leider nicht so genau sagen, was los ist. Ist der Tumor gewachsen? Chemo oder nicht? Eine OP schließen wir nicht aus – was aber heißt das? OP ja oder OP nein? Leider, leider sind Ärzte keine Hellseher und Alleswisser, selbst wenn sie ab und zu so tun. Manchmal gibt es nicht Schwarz oder Weiß, sondern viel Grau. Die Medizin steckt voller Risiken und Nebenwirkungen, sodass eine Entscheidung immer auch eine Gefahr bedeutet. Eine Operation würde helfen, gleichzeitig aber auch den Patienten belasten. Nicht zu operieren würde ihm diese Qual ersparen, dann aber wächst der Tumor weiter. Was also tun? Es hilft Angehörigen, wenn Ärzte derartige Unsicherheiten, vielleicht besser: *Abwägungsfragen,* offen ansprechen. Auch das ist gute Kommunikation, leider aber gibt es sie viel zu selten. Denn noch immer denken viele Ärzte, dass sie keine Zweifel äußern dürfen, aus der Angst heraus, dadurch unqualifiziert zu wirken. Angehörige und Patienten können ihnen diese Sorge nehmen, indem sie das Problem offen ansprechen: »Frau Doktor, ich verstehe gut, dass die Operation riskant ist. Vielleicht könnten Sie mir Ihre Bedenken erzählen, sprechen Sie gerne offen und ehrlich.«

– Viele Angehörige malen sich aus, was wohl passiert, wenn Opa stirbt, und trauen sich nicht zu fragen. Frag ruhig! Denn der Mensch stellt sich komische Dinge vor, wenn er wenig über die Realität weiß.

– Und manchmal fragen Sterbende ihre Angehörigen: »Und, was passiert jetzt?« Tja, was antwortet man dann? »Äh, du stirbst bald?« Eine solche Frage ist vor allem ein Ruf nach Kommunikation, denn den allermeisten Menschen ist völlig klar, was passiert. Und deshalb lohnt sich für Angehörige immer zuerst die offene Gegenfrage: »Möchtest du über das Sterben, den Tod, die Verzweiflung reden?«

— Einsamkeit ist ein starker Motor für Schmerzen, Krankheit und Sterblichkeit, und Ungewissheit ist das sowieso, in Kombination werden die beiden Zustände grausam, zahlreiche Studien und Befragungen der vergangenen Jahre haben das gezeigt.[105][106] Deshalb ist es wichtig, kranke und sterbende Menschen nicht alleine zu lassen. Oder, genauer: Menschen, die sich Gesellschaft wünschen, sollten diese bekommen. Ein oft unerfüllter Wunsch, weshalb es auch Angehörige braucht – was wiederum gar nicht so einfach ist: Job, Kinder, Partnerschaft, der Tag hat ja doch nur 24 Stunden, das ist das Leben, verdammt. Und trotzdem lohnt es sich, denn vielleicht wollen die Angehörigen später auch nicht alleine sterben.

— Menschen übrigens, deren Münder keine Worte mehr entlassen, können meist sehr wohl noch hören. Und fühlen. Daher sollte man weiter mit ihnen sprechen und sie berühren. Auch das ist Kommunikation.

— Angehörige geraten auch mal in Streit, wenn der Sterbende eine Behandlung, die ausgemacht war, ablehnt, oder andersherum: eine bislang abgelehnte oder gar unsinnige Behandlung plötzlich einfordert. Das wirkt inkonsequent und manchmal auch fahrlässig, aber Sterben folgt keinen Regeln. Auch hier braucht es Großzügigkeit von den Angehörigen. Denn Sterben ist etwas, das man noch nie gemacht hat, und deshalb sind manche Entscheidungen schwierig zu treffen. Familien sind ein wunderbares Biotop für großen Streit, und zwar nicht nur beim Sterben, aber auch. So mancher Sterbende wird in seinen letzten Stunden noch zum Mediator, weil sich Angehörige in die Haare kriegen: Therapie fortsetzen, abbrechen, nicht in diesem Hospiz, doch, ganz gewiss dort, und überhaupt wollte ich schon immer mal sagen, dass ...

- Und der Sterbende zieht sich dann, was soll er auch anderes tun, in sich zurück, so gut es geht – und stirbt mitten unter Menschen einsam vor sich hin, wenn ihm die Kraft zum Mediator und Streitschlichter nun wirklich fehlt. Nicht besser ist die Variante »Kopf in den Sand«, die auch oft vorkommt: Angehörige blockieren untereinander die Kommunikation über anstehende Entscheidungen, weil sie einander misstrauen. Auch hier gerät der Sterbende unter die Räder; und das muss nicht sein. Eine Patentlösung für solche Fälle gibt es leider nicht, der Schlüssel zur Lösung liegt, mal wieder, im Schritt zurück, im Blick auf das Größere, denn meistens geht es in Wahrheit gar nicht um Detailfragen, sondern um das Grundsätzliche. Vielleicht streiten Menschen seit Jahren um ein Erbe, und es wäre wirklich hilfreich, wenn einer aus der Familie sagen würde: »Leute, lasst uns gemeinsam an einen Tisch setzen und das Problem aus der Welt schaffen. Denn hier geht es doch zuerst einmal darum, wie wir diesen Menschen in Frieden begleiten.« Es hilft immer, sich klarzumachen, dass man nur diese eine einzige Chance hat, einen Menschen würdig zu verabschieden.

Es ist eine große Illusion, Kinder vom eigenen Tod fernhalten zu können, vom Tod der Eltern, vom Tod überhaupt. Es ist unmöglich, hier eine Anleitung für die richtige Kommunikation mit Kindern zum Thema Tod zu Papier zu bringen – auch weil es die *eine* Anleitung dazu nicht gibt. Die Erfahrung von Kinderonkologen und Palliativärzten zeigt aber deutlich, dass alle Anleitungen, alle Tipps, alle Umgangsformen letztlich auf einer einzigen Grundregel basieren sollten: Auch Kinder verdienen die Wahrheit. Auch Kinder verdienen, dass man mit ihnen spricht.

Auf kinderonkologischen Stationen kommt es immer wieder zu der absonderlichen Situation, dass Eltern die Sache schönreden und die Ärzte bitten, mal eben vor der Tür zu sprechen, damit das schwerkranke Kind nicht mitbekommt, was eigentlich los ist. Tatsächlich hält sich bis heute bei vielen Menschen, und auch unter manchen Ärzten, die Vorstellung, dass Kinder nicht über den Tod nachdenken sollen, ja mehr noch, davor geschützt werden müssen, und man sie deshalb bloß nicht damit belasten darf. Doch die kleinen Patienten sollte niemand in ihrer schwierigsten Phase alleine lassen – nicht alleine mit Sorgen, nicht alleine mit der Ungewissheit darüber, was eigentlich los ist mit ihnen.[107]

Jede Form von »Geheimsprache« zwischen Arzt und Eltern kann dazu führen, dass Kinder ein Tabu erleben, das sie übernehmen. Sie verheimlichen dann wiederum ihre Sorgen und verstecken Schmerzen, deren Diagnose für ihre Therapie so wichtig wäre. Eltern, die Tabus aufbauen, ob gewollt oder unbewusst, tun ihren Kindern nichts Gutes, sie verschlimmern die

Sache womöglich sogar, so paradox das bei todkranken Menschen klingt. Eine offene Kommunikation ist darum wie bei Erwachsenen auch ein zentraler Bestandteil guter Therapie und guter Sterbehilfe. Bleibt diese aus, können sich sogar Schmerzen, als Warnsignal des Körpers, an Stellen äußern, an denen man sie nicht vermutet hätte. Chronische Schmerzen bei Kindern beispielsweise können Folge von Mobbing, Angst oder Sorge sein. Also: Eltern, fragt eure Kinder, fragt sie, was sie denken, wie sie fühlen, über was sie sich freuen, was ihnen Angst macht!

Die Interaktion zwischen Kindern und Erwachsenen ist natürlich komplex. Je nach Alter fühlen sich Kinder ihren Eltern gegenüber vielleicht sogar verantwortlich und wollen unbedingt vermeiden, ihnen Sorgen zu bereiten. Sie spüren sehr genau, wenn ihre Eltern in seelischen Schmerzen leben; und das ihretwegen. Verrückt, oder? Sie wünschen sich eine glückliche Mutter, einen glücklichen Vater, sodass sie, eingebettet in ein Tabu, zu schauspielern beginnen, nur damit alles gut wird, obwohl doch eigentlich sie die Patienten sind, und nicht die Eltern.[108]

Eine verquere, verschobene Kommunikation hilft also eben gerade nicht, Kinder zu beschützen und vor Sorgen zu bewahren. Einfache Sätze wie: »Wir müssen jetzt ein paar Dinge besprechen, wegen deinem Krebs. Wie viel möchtest du wissen?«, oder auch, an die Eltern gerichtet: »Was denken Sie, weiß Ihr Kind über die Krankheit?«, können Türen öffnen und eine ehrliche Kommunikation anbahnen – und sind so der beste Schutz für das Kind.[109]

Simon zum Beispiel, wir werden ihn jetzt gleich im nächsten Kapitel kennenlernen, will mit seinen 10 Jahren in die Schule gehen, unbedingt, er will lernen, will später Architekt werden, wer kann es ihm verwehren, ein junger Mensch voller Energie. Bei ihm ist es allerdings schon etwas Besonderes, denn Simon hat einen Tumor im Kopf. Auch seine Eltern haben lange überlegt, wie sie ihm das sagen sollen, wie zur Hölle bringt man so was seinem Kind bei? Und eines Tages dann, da hat Simon seine Mutter einfach gefragt: Mama, was ist das in meinem Kopf?

10

GEHT DAS, POSITIV STERBEN?

Heute, nach drei Jahren und vielen schlaflosen Nächten, benutzen Simon und seine Mutter eine schöne Formulierung für ihr Unbehagen und ihre Hoffnung. Sie sagen: Der Tumor, der schläft erst mal. Aber klar, wer schläft, der wacht irgendwann auch wieder auf. Und wenn das passiert, dann ist auch klar, dass Simon für immer schlafen wird. Simon weiß das, er sagt selbst, wenn er stirbt, dann stirbt der Tumor mit ihm. Der Krebs ist von Simon abhängig, daran besteht kein Zweifel, und das macht ihn mutig. Simon bringt den Krebs zum Sterben, so sieht er das.

Gehen wir vier Jahre zurück.

HERBST

Die Geschichte von Simon, damals 10 Jahre alt, beginnt am Fuße eines Berges. Die stehen vor München ganz nah und sind ganz hoch, und Simon will auf einen von ihnen rauf. Die Mutter bremst und beruhigt, nur nichts überstürzen, sonst stürzt du noch. Da weiß sie nicht, dass ihr Kind bereits taumelt. Der freie Fall, bis ganz nach unten, ist schon nah.

Und als sie wieder im Tal sind, sagen die Eltern, alles gut, Simon, das nächste Mal schenken wir dir den Gipfel, da schaffst du es ganz nach oben, da dröhnen die Schmerzen in seinem Kopf schon, da dreht sich die Welt vor seinen Augen, und Simon schläft, wenn es hell ist, und wacht, wenn die Sonne fehlt. Und während seine Klassenkameraden pauken und schwänzen, erbricht Simon ins Klo. Und die Eltern fragen sich, was mit diesem Kind nicht stimmt, und der Kinderarzt weiß keinen Rat, da ist es ganz knapp bis zum freien Fall. Ein MRT soll Aufklärung bringen.

NOVEMBER

Simon bekommt die Augen nicht auf und den Wasserhahn nicht zu, die Mutter hilft ihm auf dem Klo, da schreit Simon vor Schmerz, das Wasser, das über seine Hände läuft, ist ihm nicht zu kalt und nicht zu warm, es ist viel zu laut. Das, bitte schön, denken die Eltern, ist sicher keine Kindermigräne. Und als sie endlich das MRT gemacht haben, kommt die Ärztin nicht mehr zurück ins Zimmer. Die Mutter fragt nach, was ist denn los? Ein anderer Arzt berichtet von sieben Zentimetern Tumorgewebe am Thalamus, dem Tor zum Bewusstsein, mitten in Simons Kopf. Und als der Arzt der Mutter die Bilder zeigt, winkt sie ab, denn das ist ja alles schön und gut, aber doch bestimmt nicht die Aufnahme von meinem Simon.

Der Junge bekommt das alles nicht mit. Die Augen sind geschlossen, und die Mutter hält ihm am Bett die Hand und sagt, ich bin bei dir, so lange es auch sein muss.

Die Ärzte müssen währenddessen überlegen, wie sie den Druck im Hirn senken, mit Medikamenten, mit feinen Schläuchen die Flüssigkeit abführen. Denn der Tumor will Platz haben, und das im Kopf eines Kindes, das sicher keinen dafür hat.

Die Mutter sucht im Internet nach Geschichten von Kindern mit Hirntumor und findet Tragödien ohne Happy End, ein halbes Jahr, ein Jahr, mehr bleibt nicht; das steht dort überall. Sie hatte auf mehr Zeit gehofft und erinnert sich an ihren Sohn, wie er noch vor Kurzem auf dem Rasen vor dem Haus Kampfsport übte. Dieser Junge soll doch leben und etwas Besonderes sein, ganz auf den Berg hinauf, das schafft der schon.

Die Ärzte sägen Tage später seinen Schädel auf, das Loch misst 6 mal 4,5 Zentimeter. Der Tumor, nach Stunden, ist endlich raus, aber was heißt das schon, wenn auch nur eine einzelne dieser Zellen, die nichts als Unheil bringen, durch den Körper jagt und sich in der Leber oder der Lunge niederlässt, vermehrt, und dann?

DEZEMBER

Simon ist eingehüllt von Kabeln und Schläuchen, die Ärzte nennen das *intensive Medizin*, und aus dem Labor kommt noch immer keine Nachricht. Das Tumorgewebe, wie bösartig ist es wohl?

Die Mutter fürchtet sich vor der Antwort. Sie starrt in der Nacht Löcher in die Decke und weint am Tag vor Angst, sie will das alles nicht. Die Ärzte sprechen mit den Eltern, erst mal etwas Positives für den Einstieg, zum Beispiel, Frau und Herr H., Ihr Sohn macht das sehr gut! Doch aus dem Labor kommt die Nachricht, dass das Kind ein Glioblastom im Kopf trägt, WHO-Grad IV, sehr aggressiv also und selten bei Kindern. Keine Heilung möglich, es tut uns leid.

Der Tumor zerstört in Simons Gehirn, was bleiben müsste, und bewahrt Zellen, die schon längst hätten sterben sollen. Und doch geben Sie jetzt bitte nicht auf, sagen die Ärzte zu den Eltern, so ein Kind hat Ressourcen, die ahnt man gar nicht. Die Mutter dankt ihnen für diese Sätze, sie hofft also weiter, so gut das eben geht.

Und Simon blinzelt.

Es ist Weihnachten, er starrt auf die Wand. Die Mutter schlägt die Hände zusammen, und Simon macht es ihr nach. Er streckt den Daumen in die Luft, wenn er etwas will, und senkt ihn, wenn nicht. Der Daumen zeigt meist zum Himmel. Auf dem Tablett steht Pudding, zum Essenüben. Simon hebt den Daumen für Brot.

FEBRUAR

Simon kommt aus dem Krankenhaus. Sie weinen viel, die Mutter arbeitet erst mal nicht mehr und quält sich mit der Frage, ob Simon die Wahrheit verträgt. Simon, hör zu, du bist unheilbar krank, du wirst sterben – wer kann das schon seinem Kind ins Gesicht sagen, doch nicht als Eltern, das geht nicht.

Aber Simon die Wahrheit verschweigen? Stell dir vor, denkt die Mutter, er stirbt eines Tages und weiß nicht, was mit ihm passiert. Weil sich niemand getraut hat, mit ihm darüber zu sprechen.

Simon schickt jetzt wieder Wörter über seine Lippen, ein paar, aber immerhin. Wenn er jetzt geht, weiß er von nichts, denkt die Mutter. Und dann fragt Simon sie an einem Abend, wie ist das Mama, wie ist das mit dem Sterben? Ich konnte das ja alles mal, Schlafen, Lachen, Spielen, und jetzt? Warum juckt der Kopf? Sind das Narben?

MÄRZ

Wie soll ich es ihm sagen, fragt sich die Mutter. Und macht dann einen Versuch: Wenn sie den ganzen Tumor rausholen, sagt sie, dann liegst du da wie ein Wackelpudding, willst du das? Nein, sagt Simon, dann sterbe ich lieber. Also gut, sagt die Mutter. Der Rest vom Tumor soll jetzt schlafen. Du bist der Stärkere, kein Wackelpudding.

»Ich habe keine Angst vor dem Tod«, sagt Simon im Gespräch, drei Jahre später. »Lieber lebe ich kürzer und dafür richtig.« Er weint.

Heute malt er Mandalas und malt sich aus, wie ein Hund seinen Krebs zerbeißt, wie er ein Haus baut auf einer Wolke, es bleibt einfach stehen. Er schreibt nun Tagebuch, veröffentlicht gemeinsam mit seiner Mutter Teile daraus im Internet. Die Menschen sollen lesen, wie es ihm geht, sie sollen lesen, dass das Leben weitergeht, trotz allem. *Simon-Hoffnung-Leben* heißt seine Seite.

Alle drei Monate kontrollieren die Ärzte den Tumor, es ist alle drei Monate ein Horrortag. Simon hat die Chemotherapie beendet, lieber lebt er kürzer und dafür gescheit.

Nach der Kontrolle warten sie gemeinsam auf einen Anruf von den Ärzten aus der Klinik, und wenn im Display die Nummer aufleuchtet, traut sich die Mutter nicht abzuheben und tut es dann doch; und die Stimme am anderen Ende der Leitung sagt dann nach etlichem Klingeln, es ist alles ok so weit, also unverändert.

Und Simon ist sich an den meisten Tagen sicher, dass er gewinnen wird. Denn entweder verschwindet der Krebs, oder der Krebs reißt Simon in die Tiefe. Dann aber stürzt der Krebs mit, sie leben gemeinsam, sie sterben gemeinsam. Bis es so weit ist, geht Simon in die Schule, und wenn es nur vier Stunden am Tag sind, und in Mathe räumt er richtig ab (das war schon immer sein Lieblingsfach). Die Mutter schreibt in einer E-Mail: »Es kann sich wahrscheinlich keiner vorstellen, was das für uns bedeutet! GLÜCK ... RIESENGLÜCK!«

Simon verliert also nicht den Mut, denn ohne Mut schafft man die Schule nicht. Und seine Eltern denken an manchen Tagen nicht an den Tod, sie fragen sich, wie er denn den Abschluss schaffen soll, mit nur vier Stunden Schule am Tag? Vielleicht wird das schwierig mit der Ausbildung, Elternsorgen eben, man nennt das Leben.

Die Prognose für Patienten mit einem Glioblastom IV ist schlecht, Kinder mit ihr sterben nach einem Jahr, manchen bleiben zwei. Und Simon ist bald im vierten.

Den Gipfel wird Simon nicht mehr erklimmen. Aber den heutigen Tag und die vier Stunden Schule, die kann ihm niemand mehr nehmen. Und nach dem Fall in die Tiefe geht es für ihn nach oben, zu dem Haus und den Wolken, das ist ja sein Plan.

POSITIV STERBEN

Positiv sterben, so wie Simon? Klingt bescheuert. Aber schon mal was von der Bewegung *Death Positive* gehört? Das ist eine Gruppe von Künstlern und Intellektuellen aus den USA, die gegen das Tabu des Todes kämpft, sie sehen es als ein Gift, das in die Gesellschaft einsickert. Sie sagen: Menschen *müssen* über den Tod sprechen, mehr noch, sich um Tote kümmern, und um ihren eigenen Tod sowieso. Sie treffen sich in Death Cafés und sprechen bei einer Tasse Kaffee über das Sterben. Sie sprechen auf YouTube, und Hunderttausende schauen zu, wenn die Frontfrau der Bewegung Caitlin Doughty von Himmels- und Freiluftbestattungen erzählt. Ist das alles Quatsch?

Das Tabu brechen, den Tod als etwas Natürliches sehen, ihn ins Leben lassen. Selbst dann, wenn du sterben wirst, so wie jeder Mensch, der bald oder später gehen wird – geht das so einfach? Den Tod nicht nur als etwas Schlimmes sehen, wie es Caitlin Doughty fordert, ein bisschen YouTube, ein bisschen Café? Nun ja, man mag davon halten, was man will, sicher aber ist an diesem Punkt schon etwas dran: Wer Sterben und Tod behandelt wie eine zerbrechliche Porzellankuh, der wird es sich sicherlich nicht leichter machen. Death Positive ist eine Bewegung, die einen leichteren, sagen wir besser: offeneren Umgang mit dem Tod fordert. Diese Offenheit hat selbstverständlich etwas mit dir zu tun, du kannst dich dieser Bewegung anschließen, und zwar mit folgender Idee: *Change it, leave it or love it.*[110]

Dieser Spruch, der für das Leben wie für das Sterben gilt, meint Folgendes: Wenn dich der Job quält, dann geh zur Chefin und sagt ihr, du willst etwas ändern (»change«). Und wenn das nicht geht, dann kündige, verlass den Ort und such dir etwas Neues (»leave«). Und wenn das nicht geht, nun ja, du musst sie ja nicht gleich lieben, aber vielleicht kannst du die Arbeit wenigstens etwas lieber haben (»love it«)?

Ok, das alles klingt wie aus einem Psycho-Seminar für Manager mit Burnout. Was hat Death Positive mit jemandem wie Simon und seinen Sorgen zu tun? Na ja, den Hirntumor kann Simon nicht loswerden, er kann an seiner Situation nichts ändern, und er kann sie auch nicht verlassen. Er kann sie nur »lieben lernen«. Und genau das macht er eben.

In München führen Schauspieler ein Theaterstück auf, es heißt »Don't forget to die«. Spitzer Titel, und die Schauspieler auf der Bühne: alte, sehr alte Menschen, im Geiste fit, in den Knochen schon nicht mehr ganz. Sie spielen Szenen aus ihrem Leben vor, sprechen über Krankheiten, Einsamkeit, über die Eltern, das Klavierspielen und das Leben. Die Zuschauer stehen beim Applaus minutenlang, so was siehst du selten in anderen Theatern, hier schon. Die Zuschauer würdigen den Mut der Menschen, die auf der Bühne offen über das geredet haben, was ihnen bevorsteht, über ihren Tod. Die Schauspieler können ihrer Situation nicht entkommen, aber sie können die Last ein bisschen ablegen, indem sie den Tod zu lieben beginnen. Sie ändern ihren Blick auf die Dinge, um die Dinge lieben zu lernen.

Man kann den Tod sehr unterschiedlich sehen, vielleicht als absolutes Ende, dahinter kommt nur noch Staub. Oder aber als etwas, nach dem noch was kommt. Wer das tut und sich sein Leben von einem Punkt aus vorstellt, der nach dem Tod liegt, fragt sich schon jetzt, warum er so und so gelebt hat und nicht anders. Gelingt dir das: *change, leave or love*?

Wichtig an dieser Stelle: Death Positive heißt nicht, dem Tod ein hippes Gewand zu verpassen, sodass er sogar auf Instagram Platz findet. Es geht nicht darum, das »gute« Sterben zu proklamieren, oder gar jedem Sterbenden einflüstern zu wollen, möglichst tapfer und ohne Angst zu sterben. Das ist es nicht. Es geht um einen ganz persönlichen Umgang mit der Frage, ob das Sterben etwas leichter werden kann. Ungeachtet der Tatsache, dass Menschen trauern oder qualvolle Schmerzen haben. Man kann, das ist die These, trotzdem etwas Positives finden. Leid und Freude schließen sich nicht immer aus.

Ein Beispiel für die Frage, ob es gelingen kann, beides zu fühlen, also etwas Positives, während man vom Sterben geplagt ist, ist vielleicht der Schriftsteller Wolfgang Herrndorf. Er hat, genau wie Simon und ebenfalls mit einem zerstörerischen Tumor im Kopf, ein Tagebuch im Internet geführt. »Ganzen Tag geschrieben. Die Visite kommt, Stationsärztin Dr. Eins.«[111] Er schreibt und erzählt, was ihm passiert, im Krankenhaus, in ihm und mit ihm, mit den anderen. Und die Menschen diskutieren, was das nun für ein Text ist, ein Blog im Netz, von einem Verlag ausgedruckt auf Papier, mit vielen Anekdoten über die letzten Stunden eines Menschen, ein Text, der berichtet, wie man die Dinge nicht mehr ändern kann, aber sie vielleicht dennoch liebt. Ist das ein Plädoyer für das gute Sterben? Oder vielleicht eher eine Geschichte darüber, wie man das eigene Tun und Lassen verwandeln kann von Gedankenverlorenheit in höchste Hingabe an das Leben? So gesehen, schreibt die Autorin Ilka Piepgras über Wolfgang Herrndorfs Tagebuch, bekomme der Tod tatsächlich einen Sinn: Er werde zum Maßstab für das Leben, das nun mal endlich sei.[112] Wer das Leben lebt, als währe es ewig, formuliert die Autorin Svenja Flaßpöhler, verfehlt es. Nur wer den Tod als eine realistische Option für das eigene Schicksal aufnimmt in seine Gedanken, wird das Leben diesem Gedanken folgend wirklich leben. Der Tod vernichtet nicht den Sinn des Lebens, sondern stiftet im Gegenteil diesen Sinn mehr als alles andere.[113]

Vielleicht ist das das Positive? Tragödie – oder Triumph ... machen wir uns nichts vor. Das alles klingt zwar philosophisch und schlau, aber dennoch denken nur wenige Menschen so wie Simon. Vielleicht gelingt auch dir das, vielleicht aber auch nicht. Wolfgang Herrndorf, mit dem dieses Kapitel enden soll, hat ein paar Dinge zu genau dieser Frage aufgeschrieben, zur Idee, dass doch alles eine Frage der Einstellung sein könnte. Alle diese Sätze liest du in diesem Buch, manche sogar mehrmals. Tja.

Er schrieb:

»Sätze, die Sie als Vollidiot zum Thema Tod unbedingt sagen müssen:

1. Der Tod ist ein Tabuthema in unserer Gesellschaft. Er wird von ihr an den Rand gedrängt.
2. Der Tod ist ein Bestandteil des Lebens.
3. Es weiß ja niemand, was danach kommt.
4. Ich habe keine Angst, ich weiß ja, was danach kommt.«[114]

11

HUMOR
BEIM STERBEN

Medizin ist eigentlich keine witzige Angelegenheit. Und Sterben schon gar nicht. Möchte man meinen. Was bitteschön ist schon lustig an dem Hirntumor, der Simon aus dem Leben zerrt? Was daran sehr wohl lustig sein kann, ist Humor als Strategie gegen Schmerzen, gegen Angst, gegen Verzweiflung. Kurzer Einschub, nur mal als Test: »Sagt der Arzt zum Parkinson-Patienten: ›Vor der Einnahme gut schütteln!‹ Antwortet der Patient: ›DAS sollte kein Problem sein.‹«[115]

Nicht witzig?

So oder so: Der Humor hält seit ein paar Jahren Einzug in die Medizin, wenn auch noch immer eher zaghaft. Dabei kommt zum Beispiel in der Psychotherapie Humor als Therapieoption immer häufiger zum Einsatz. Patienten mit Angststörungen oder schweren Depressionen erhalten ein sogenanntes *Humortraining*, um zu lernen, wieder zu lachen, um zu lernen, wieder zu leben, denn Lachen ist nun einmal Alltag. Lachen über sich, über das Leben, das ernst genug ist, um es nicht immer ernst zu nehmen.[116]

Entscheidend für eine Antwort auf die Frage: lustig oder nicht? – ist auch die Situation, in der ein Witz erzählt wird. Ein Beispiel: »Warum lassen sich die Schwaben nach dem Tod nur bis zum Bauch eingraben? Damit sie ihr Grab selbst pflegen können.«[117] Ein Schwabe mag beim Feierabendbier über das halbe Grab lachen, aber sterbenskrank im Bett? Wäre das dann humorlos? Hm.

WAS IST HUMOR?

Die Suche nach einer Antwort auf diese Frage ist das Grundproblem der Humorforschung: Niemand weiß genau, was Humor eigentlich ist. Über einen Witz kann sich Patient A kringeln vor Lachen, und Patientin B sitzt daneben und verdreht die Augen.

In der Wissenschaft wird Humor in der Medizin daher vor allem über sein Ziel definiert: Humor als Methode, die hilft, Anspannung zu lösen und die Perspektive des Patienten zu verändern. Willibald Ruch, Humorforscher an der Universität Zürich, definiert Humor als eine Einstellung zum Leben und zu den Mitmenschen. Er beschreibt ihn als eine Fähigkeit, die wichtigen Dinge im Leben ernst zu nehmen, aber sie dennoch auch heiter-distanziert zu betrachten.[118] Humor also ist sicher mehr als ein Sammelbegriff für alles Komische.[119] Im Duden steht, Humor sei die »Fähigkeit und Bereitschaft, auf bestimmte Dinge heiter und gelassen zu reagieren«. Auch nicht schlecht, wenn diese bestimmte Sache der Tod ist.

WELCHE FUNKTION
HAT HUMOR?

Die Form des Humors, die Sterbende häufig an den Tag legen, ist wohl eine Form der Bewältigung des unmittelbar anstehenden Todes. Ähnlich ist es mit der Angst vor dem Tod, von dem niemand weiß, wann er kommt: Wenn sich zum Beispiel Soldaten im Schützengraben aus lauter Todesangst makabre Witze erzählen, ist das eine simple Strategie gegen ihre Panik. Weitaus häufiger, wenn auch weniger im Dienst der Bewältigung einer akuten Situation, ist eine weitere Art des Sterbehumors, quasi seine Alltagsform: Gesunde Menschen geben dem unliebsamen Thema Tod einen *Raum* im Gespräch, um so das eigentlich unangenehme Thema möglichst konfliktfrei ansprechen zu können.[120]

Lachen kann für Sterbende wie Angehörige eine Ressource sein, mit der sie die Situation bewältigen können, die ihnen hilft, sich zu entspannen und sich daran zu erinnern, dass Leben und Sterben durchaus auch mal lustig sein können. Und genau darum geht es: dem Schmerz zu entkommen, wenn auch nur für ein paar Minuten. Der Alltag in den Kliniken zeigt immer wieder, dass Menschen, die lachen, egal wie krank sie sind, plötzlich das Leben spüren. Das mag esoterisch klingen, aber so ist es einfach: Die Leute haben Muskeln in der Wange, die sich plötzlich anspannen, die Mundwinkel gehen nach oben, wer hätte das gedacht nach all den Stunden tiefer Hilflosigkeit?

Humor in der Medizin hat bei allen Definitionsproblemen also genau diese Aufgabe – und immer mehr Kliniken und Pflegeheime reagieren darauf und beauftragen etwa Klinikclowns, wenn auch meist über Spenden finanziert, um ihren Patienten ein bisschen Sonne in die Zimmer zu schicken, besonders an grauen Tagen. Man weiß schon lange, dass Emotionen wie Weinen und eben auch Lachen ein Ventil sein können für Druck, der sich aufstaut. Und Krankheit bedeutet oft enorme Anspannung, die sich sonst entlädt in Traurigkeit, in Aggression, in Selbstaufgabe.

Die Idee, kranke Menschen zum Lachen zu bringen, ist so simpel wie logisch: Patienten mit Freudentränen in den Augen vergessen für einen kurzen Moment ihre Chemotherapie, die Atemnot, den Abschiedsschmerz und ebenso die letzten Stunden ihres Lebens, die sie kommen sehen und vor denen sie eigentlich die Augen verschließen wollen. Humor in der Medizin, besonders am Lebensende, überbringt die simple Botschaft, dass du, der Patient, eben nicht nur krank und schwach und ein Opfer bist, nein, du bist auch Mensch.[121]

Dieses Menschsein hat viel zu tun mit Kommunikation auf Augenhöhe. Wenn ein Patient zur Pflegerin sagt: »Was unterscheidet den Arzt von meinem Tumor? Keine Ahnung? Na ja, der Tumor kann theoretisch gutartig sein«[122] – dann passiert dabei Folgendes: Der Patient baut eine Brücke und nimmt die Pflegende in Komplizenschaft, die beiden lachen möglicherweise gemeinsam, und der Witz dreht die Rollen um. Plötzlich dominiert der Patient das Geschehen. Der Witz entlastet die Situation, die Perspektive »oben gegen unten« bricht für einen Moment auf.[123] Das kann Druck abbauen und die Chance eröffnen, nicht alles bierernst zu nehmen, und zwar genau deshalb, weil es eigentlich durchaus bierernst ist. Ähnliches erleben Angehörige eines Verstorbenen immer wieder auch während des Leichenschmauses, der ja eigentlich keine muntere Veranstaltung ist – aber genau das immer wieder wird. Die Menschen lachen und erzählen sich Geschichten von früher, genauso wie sie waren und oft auch nicht, vielleicht ist der Protagonist der Verstorbene, Opa, Oma, wer weiß. Der Druck und die Trauer jedenfalls finden ein gemeinsames Ventil.

Und wenn die Krebspatientin von der Ärztin wissen will, wie lange sie noch zu leben hat, und sich nicht traut, diese Frage zu stellen, dann fragt sie vielleicht, ob es sich noch lohnt, einen Jahreswagen zu kaufen. Die Ärztin, mit ein bisschen Pfiff auf der Zunge, könnte dann antworten: »Na ja, vielleicht wäre ein günstiger Gebrauchter passender.«[124] Humor hat dann ein Gespräch ermöglicht, das nach der trockenen Standardfrage nach der Lebenserwartung wahrscheinlich wesentlich verkrampfter gewesen wäre. Ärztin und Patientin finden so eine Vertrauensbasis, eine gemeinsame Sprache. Auf diese Weise kann Humor immer wieder helfen, eine schwere Diagnose oder eine Todesnachricht aufzunehmen und zu verdauen.

WELCHE NEBENWIRKUNGEN HAT HUMOR?

Humor am Lebensende ist nicht ohne Risiken. Denn Spaß und Ernst liegen nun einmal eng beieinander, und für dich als Patienten besteht die Gefahr, den Grat zur Selbstentwertung zu überschreiten. Sterben kann sehr traurig und sehr ernst sein – und Spaß birgt die Gefahr, dass du oder jene Menschen, die es eigentlich gut meinen mit ihren Witzen, dich dabei nicht mehr ernst nehmen. Oder du dich zumindest nicht mehr ernst genommen fühlst. Gut gemeint ist nicht immer gut gemacht, das gilt auch am Lebensende. Die Last ist groß für dich als sterbender Mensch, wenn du plötzlich Stopp sagen und erklären musst, dass du zwar keine Spaßbremse sein willst – aber dir doch mehr Ernsthaftigkeit wünschst.

Einfach Draufloslachen geht also nicht immer, und das macht die Spontanität, auf die Lachen und Freude angewiesen sind, oft zunichte. Humor ist etwas Sensibles und besonders beim Sterben auch etwas Intimes, er sollte mit Bedacht zum Einsatz kommen. Es hilft dir als Sterbender nicht, wenn man um dich herumschleicht. Ein makabrer Witz hat schon so manche Verzweiflung durchbrochen. Es hilft dir als sterbender Mensch aber auch nicht, wenn mit Witzen lediglich versucht wird, abzulenken und sich selbst und seine Gefühle zu verstecken.

Humor ist oft ein Schutzmechanismus, und Menschen lachen, wenn sie weinen wollen. Gewitzelt wird oft auch dann, wenn keine andere Emotion erlaubt scheint. Und ja, Männer weinen nicht, sagt man leider noch immer in dieser Welt, manchmal jedenfalls, oft lachen sie dann eben und spielen den Clown, weil das vermeintlich sozial erwartet wird: Der starke Mann kennt keinen Schmerz, all dieser Quatsch eben. Das passiert übrigens auch unter Ärzten, die genau dann rumscherzen, wenn es nichts zum Scherzen gibt. Sie verstecken sich damit vor den eigenen Gefühlen, man kann das kritisieren oder auch nicht – verstehen sollte man es aber. So vielschichtig Humor in der Medizin und besonders beim Sterben sein kann, so sicher gibt es, klar, eben auch Komplikationen und Nebenwirkungen. Das ist das Spannungsfeld. Puh.

DAS PROBLEM MIT DER EVIDENZ

Wenn wir gerade schon bei Problemen sind, müssen wir über noch eines sprechen, nämlich über das der Evidenz. In der seriösen Medizin kommen Therapien und Medikamente glücklicherweise erst dann zum Einsatz, wenn Studien ihre Wirksamkeit prüfen und zeigen, dass der Nutzen die Risiken deutlich überwiegt. Mal ganz grob gesprochen.

Nun, das gilt natürlich auch für den Humor, wie gesagt, einfach Drauflosslachen ist nicht. Bevor Humor als Therapieoption also flächendeckend zum Einsatz kommen könnte, bräuchte es Studien, die die klare These belegen würden: Humor hilft heilen! Tja, und obwohl Lachen als Medizin harmlos wirken mag, gilt auch hier: Ohne Evidenz kein – na ja – sagen wir: wenig Geld für Therapieangebote. Da ist und bleibt die Medizin eine bierernste Disziplin.[125]

WAS MACHT HUMOR IM KÖRPER?

Doch keine Sorge, es wird geforscht, und im Zuge dieser Bemühungen ändert sich, wenn auch sehr langsam, das Bewusstsein, wie gut und vergleichsweise einfach Lachen als Therapie funktioniert. Bislang haben Wissenschaftler vor allem untersucht, was genau im Körper passiert, wenn Menschen lachen und Freude empfinden. Schon heute weiß man, dass Lachen mit einer erhöhten Grundaktivität des Körpers einhergeht: Die Atmung wird angeregt, der Blutdruck steigt etwas und die Durchblutung des Gehirns nimmt zu, die Emotions- und Gedächtniszentren arbeiten verstärkt. Der Zürcher Humorforscher Willibald Ruch hat mit Kollegen in einer Studie zum Beispiel untersucht, ob Probanden nach einem *Mr.-Bean*-Film weniger schmerzempfindlich waren – und ja, tatsächlich, waren sie.[126] Andere Untersuchungen liefern Hinweise, dass Lachen sogar positive Effekte auf den Blutzuckerspiegel von Typ2-Diabetikern hat.[127] Diskutiert werden auch positive Effekte auf das Immunsystem. Die Vermutung: Lachen reduziert Stress und stärkt die Abwehrkräfte. Die Studienlage zu diesen Thesen ist weiterhin eher dünn – wenn auch der Alltag zeigt, dass Menschen oftmals während und nach unlustigen Lebensphasen erkranken. Oder andersherum: Wer in Kopf und Körper ausgeglichen ist, bleibt wahrscheinlich eher gesund. Ausnahmen sind allerdings jederzeit möglich. Nicht jeder, der ein Leben auf der Sonnenseite führt, ist automatisch vor allem Unheil bewahrt. So einfach ist es dann auch nicht.

Und dennoch wollen Wissenschaftler Belege für die These finden: Humor tut gut, und zwar allen Patienten. An der Uniklinik Bonn beispielsweise untersuchen Wissenschaftler derzeit, ob Palliativpatienten weniger Schmerz empfinden, wenn sie zuvor gemeinsam mit Klinikclowns lachen durften. Die Forscher testen mit einer Schmerzmessung, also mit kleinen Nadelpiksern an der Hand ihrer Patienten, einer Speichelprobe und einem Fragebogen, ob das funktioniert mit dem Quatsch am Krankenbett. Die Ergebnisse stehen noch aus.

Eine ähnliche Studie haben Wissenschaftler bereits in Greifswald durchgeführt – an Kindern. Diese durften mit einem Klinikclown spielen und anschließend eine Speichelprobe abgeben. Ergebnis: Die Kinder, die zuvor lachen durften, waren weniger ängstlich. In ihrem Speichel zeigte sich eine höhere Konzentration von Oxytocin; einem Hormon, das Vertrauen steigern und Ängste abbauen soll.[128]

WAS KANNST DU
PRAKTISCH TUN?

Weil Humor nun mal etwas sehr Individuelles ist, abhängig von deiner Persönlichkeit und deiner aktuellen Situation, wird es weiterhin kompliziert bleiben, gesicherte wissenschaftliche Daten zum Thema zu sammeln. Das heißt aber nicht, dass das nicht notwendig wäre: Humor kann helfen, das zeigt der Alltag schon lange. Und deshalb ist Spaß eine Medizin, die – bei allen Einschränkungen – auch ohne Evidenz zum Einsatz kommen kann. Er ist kein Medikament, das überdosiert sofort zum Tode führt, totgelacht hat sich zum Glück noch niemand. Was dir die Chance gibt, es einfach mal auszuprobieren. Warum auch nicht, du kannst ja erst mal über das lachen, was dich schon immer amüsiert hat; das kann, muss aber nicht zwingend etwas mit dem Sterben zu tun haben. Über das Sterben zu lachen, ist dann eher das Profi-Level, an das du dich heranwagen kannst, wenn du das Gefühl hast, dass dir das Lachen wirklich hilft.

Denn das Problem mit dem Tod und dem Humor ist immer die Pietät. Über den Tod zu lachen, sei pietätlos, sagt man. Echt jetzt? Gegenfrage: Wozu Sterben lernen? Es gelingt doch sehr gut beim ersten Mal.[129] Schon ein wenig lustig, oder? Und genau darum geht es: Der Tod ist die Grenzüberschreitung des Lebens, warum also nicht beim Sterben auch mal Grenzen überschreiten?

12

PROTOKOLL FRAU B.

Am Mittwochmorgen, viel zu früh, hämmert der Schädel. Herr B. ist damals gerade erst 59 Jahre alt, und jetzt diese Schmerzen. Frau B. gibt ihrem Mann eine Kopfschmerztablette. Es ist Frühling, und die Sonne verscheucht langsam die Nacht. Herr B. schluckt die Tablette und hat von diesem Moment an noch fünf Jahre zu leben. Er wird sterben, in einem unbemerkten Moment, tschüss, adieu, für immer. Frau B. sagt mir später im Gespräch zu diesem Kapitel, ich als Autor müsse die Menschen nicht daran erinnern, dass sie sterben werden, schon gar nicht jene, die schon sterbenskrank sind. Im Gegenteil. Hoffnung, sagt sie, ist so wichtig.

Es ist für mich als Autor sehr schwierig, an dieser Stelle die Balance zu finden, zwischen einfühlsamen Worten, die dich als Sterbenden beruhigen, zwischen leichten Worten, die dir nicht noch mehr Angst machen, und harten Worten, die vielleicht am konkretesten beschreiben, wie es ist – die dir aber den Schlaf rauben. Wenn ich beschreibe, wie einem Patienten nach Monaten der Chemotherapie die Zähne ausfallen, ist das zu hart, zu deprimierend? Oder eben so, wie es ist? Macht das unnötige Angst? Oder hilft es dir, weil du besser verstehst, was da passiert?

Ich habe mit Frau B. viel über diese Fragen diskutiert. Sie hat mich ermahnt, die Geschichten in diesem Buch nicht zu überzeichnen, sie hat mir empfohlen, Rücksicht auf Menschen zu nehmen, denen womöglich noch bevorsteht, was sie erlebt hat. Denn die Kopfschmerztablette, die sie ihrem Mann damals an diesem Mittwochmorgen gibt, sie hilft nicht viel, der Schmerz bleibt grausam und stark. In der Klinik erfahren ihr Mann und sie schließlich, die eine Tablette, sie wird nicht lange nützen. Eigentlich, Herr B., sagen die Ärzte, hilft überhaupt nicht mehr viel. Genießen Sie noch das nächste Jahr.

Diagnose Hirntumor, wie bei Simon, wieder ein Glioblastom IV, wieder unheilbar. Der Tumor hat sich im Hirn ausgestreckt wie ein Baum seine Äste. Den meisten Menschen mit dieser Diagnose bleibt ein Jahr, manchen zwei. Herr B. schafft mit seiner Frau ganze fünf. Und doch haben Frau B. und Herr B. Hoffnung, denn ohne Hoffnung hält man so etwas nicht aus. Es sind fünf lange Jahre, fünf Jahre voller Hoffnung, voller Sorge, am Ende macht die Chemotherapie ihren schönen Mann, so sagt seine Frau heute über ihn, nur noch müde, macht ihn sein Tumor nur noch kaputt. Herr B. raucht wieder in diesen fünf Jahren, manchmal mehr als 70 Kippen am Tag, das hatte er eigentlich aufgegeben, aber was soll's, wenn eh alles egal ist?

Und die Ärzte, sagt Frau B. bei einem unserer Gespräche für dieses Buch, die sind ja auch nur Menschen, und viele von ihnen schleichen mit tiefen Augenringen durch die Krankenhausflure, manche von ihnen kümmern sich mit voller Kraft um ihren Mann, sie schenken Freundlichkeit und Mut, das war viel wert die ganze Zeit über.

Herr B. beendet schließlich nach fünf Jahren die Chemotherapie, nach vielen Anläufen, nach vielen Stunden im Krankenhaus. Wenn ein Mensch so krank ist, versucht er oft alles, was medizinisch möglich ist. Aber wenn man dann nichts mehr versuchen will, ist das auch in Ordnung, sagt seine Frau, die damals auch wieder zu rauchen beginnt. Herr B. ist also wieder zuhause, und sie bestellen einen ambulanten Palliativdienst, der ihn in der Wohnung versorgen soll, ein paarmal die Woche.

Wenn die kommen, ist es vorbei, sagt Herr B., und daraufhin lädt seine Frau die Pflegenden zum Teetrinken ein: »Sie kommen doch nur zum Teetrinken, mein Guter«, sagt sie zu ihm.

Irgendwann, antwortet er, holen die mich sowieso.

Da war viel Angst, sagt Frau B. heute, und klar war auch: Wenn die Menschen vom Palliativdienst in deiner Tür stehen, dann geht es dem Ende zu. Aber wenn er nur noch so vor sich hindämmert wie eine Pflanze, dann will er dieses Leben nicht, sagt sie damals zu den Ärzten, ich weiß das genau, ich habe das schriftlich, er hat mir die Papiere so oft mit auf den Weg gegeben. Und sie zündet ihm eine Zigarette an, aber Herr B. weiß in dieser letzten Woche seines Lebens nicht mehr, was er damit tun soll. Und sie reicht ihm Weintrauben, aber er hat vergessen, wie man sie schluckt. Und er trinkt nicht mehr, nur noch einen letzten Schluck Cola, einen kleinen.

Das Ende ist lang, und Herr B. verschwindet allmählich aus seinem Körper, und seine Frau begleitet ihn, wann immer sie kann. Der größte Wunsch von Herrn B. war es, nach vielen Nächten im Krankenhaus, zuhause bleiben zu dürfen, und irgendwann ist seine Frau verzweifelt und bittet die Ärztin, ihm die Entscheidung mitzuteilen. Denn zuhause, so leid es ihr tut, geht es nicht, Frau B. kann ihren Mann alleine nicht versorgen. Es tut mir so leid, sagt sie zu ihm, ihr schlechtes Gewissen ist grenzenlos.

Zwei Sanitäter rollen einen Stuhl an sein Bett. Sie holen ihn ab, und Herr B. liegt wenig später auf der Station 5a, Palliativ. Für die letzten drei Tagen schließt er die Augen und hechelt nach Luft, er spricht nicht mehr und hört nicht mehr und reagiert nicht mehr, aber ihm die Hand halten, sagt seine Frau, wollte ich trotzdem, so oft das eben geht.

Und weil es nicht immer geht und auch die zarteste Hand am Krankenbett mal eine Pause braucht, bricht sie an einem Abend auf nach Hause, um sich etwas auszuruhen. Und als sie zuhause ankommt, rufen sie an und sagen am Telefon, Frau B., Ihr Mann hechelt nun nicht mehr so schlimm. Es ist gut so, wie es ist, unser herzliches Beileid.

Frau B. ist traurig, dass sie ihren Mann nicht bis zum allerletzten Schluss begleiten konnte, und doch tröstet sie das Wissen, dass Angehörige nur selten beim letzten Atemzug dabei sind. Meist sterben Menschen in einem unbemerkten Moment.

Als ihr Mann gestorben war, hat Frau B. ihre Gedanken aufgeschrieben. Sie hat geweint und geschlafen und war alleine in der Wohnung und einsam unter Leuten. Sie hat gelesen und geschrieben, wie die Tage und Monate und Jahre zuvor gewesen waren. Ihr ist es wichtig zu sagen, dass es nicht nur schlimme Momente gab, sondern auch schöne, die Mut machen, immerhin. Und dass ihre Geschichte ihre Geschichte ist, dass es anderen Menschen anders ergehen kann, mal schlechter, mal besser – anders jedenfalls ziemlich sicher.

Deshalb hier die Geschichte von Herrn B. und seiner Frau. Es ist die Geschichte von einem ebenso gemeinsamen wie einsamen Sterben. Der eine geht, der andere bleibt, und das wie so oft im Leben viel zu früh. Der Weg, den Angehörige mit einem sterbenden Menschen gemeinsam gehen, der ist sehr unterschiedlich. Er kann leicht sein, er kann steinig sein, oft ist von allem etwas dabei. Und weil es unglaublich schwierig ist, eine solche Geschichte zu erzählen, wenn man sie selbst nicht erlebt hat, mit all ihren Problemen, Widersprüchen und ja, genau, eben auch Momenten der Hoffnung und der Freude, habe ich mich entschlossen, dass Frau B. ihre Geschichte einfach selbst erzählen soll. Hier kommen einige ihrer Notizen.

19. MAI

Mein Mann hat sich von mir gewünscht, in meiner Nähe zu sein, wenn er stirbt. Ich war es, so lang ich konnte und so nah ich konnte.

Als ich das erste Mal im Wartezimmer der Intensivstation saß und mir solche komischen Sachen anziehen musste, damit ich keine Keime einschleppe, dachte ich, meine Welt würde zusammenbrechen. Ich fühlte mich, als wäre ich ganz alleine in diesem Universum.

Ich dachte, ich könne ohne ihn nicht mehr weiterleben und ohne ihn würde mein Leben keinen Sinn mehr machen. Wir haben keine Kinder. Wenn man welche hat, fühlt man wahrscheinlich anders.

Auf der Intensivstation erlebte er in einem schon wieder ganz guten Zustand, wie sein Zimmernachbar ins Leben zurückgeholt wurde. Das war ein einschneidendes Erlebnis für ihn, von dem er immer wieder sprach.

Wir dachten damals, alles würde wieder gut werden. Nach weiteren Untersuchungen wurde eine Raumforderung in seinem Gehirn festgestellt. Ich konnte erst nichts mit diesem Wort anfangen, das die Ärzte wahrscheinlich benutzen, um nicht gleich Tumor sagen zu müssen.

Irgendwann haben sie dann doch das Wort Tumor in den Mund genommen. Und ganz langsam sickerte es in unser Bewusstsein. Unglaublich und unwirklich.

»Mein Mann«, was für ein schöner Ausdruck.

Ich habe ihn sehr geliebt. Und jetzt ist er einfach nicht mehr da.
   Nie mehr.

MAI UND JUNI

Im August beendete mein Mann, nach drei Gehirn-OPs, mehreren Chemotherapien und zwei Bestrahlungen, seine Behandlung.

Alles wurde anstrengender für ihn, seine Sprache, sein Gedächtnis, seine körperliche Verfassung. Er war in den fünf Jahren zum Greis geworden.

Ich habe mich immer darüber gewundert, wie viel Leid ein Mensch bereit ist, auf sich zu nehmen, nur um ein wenig länger zu leben.

Ich weiß nicht, wie ich handeln würde, wenn ich nicht mehr lange zu leben hätte. Doch die Hoffnung stirbt zuletzt, das ist ein wahrer Satz. Ich habe mir oft vorgestellt, immer wieder, wie es sein würde, wenn mein Mann gestorben ist. Um mich darauf vorzubereiten. Mehr als ein paar Monate gaben die Ärzte ihm nie.

Das ging aber fünf Jahre so. Mitte Dezember sagte mein Mann selbst, dass er das nächste halbe Jahr nicht überleben würde. Er starb im Februar.

7. JUNI

Wenn ich den letzten Eintrag lese, erscheint er mir rüde. In der Sprache kurz und herzlos.

Ich weine sehr viel in letzter Zeit, weil ich meinen Mann so vermisse. Jetzt merke ich mehr und mehr, dass er nie wieder da sein wird.
    Mich nie mehr im Arm halten wird.
    Nie mehr mit mir sprechen wird.
    Nach so langer Zeit zusammen fühle ich mich einsam. Hilflos und unsicher, obwohl er mir in den letzten Jahren keine Stütze mehr war, worunter er sehr gelitten hat. Wenn ich einen Hammer in die Hand nahm, um ein Bild aufzuhängen, war er traurig oder wütend. Also bin ich bei ihm »in die Lehre« gegangen, damit er sich besser fühlte.

Das aber wurde immer schwieriger. Irgendwann gab er auf, obwohl er sich bis zuletzt sehr bemühte, einen letzten Rest Eigenständigkeit zu bewahren.

Die letzte Woche seines Lebens musste ich ihn in eine Palliativstation bringen.

Das war schrecklich für uns beide. Er wollte zuhause sterben, aber es ging zuhause einfach nicht.

Ich glaube, er hat das immer geahnt.

Wir hatten ja Glück, wir liebten uns bis zuletzt. Wir hatten Glück im Unglück.

Deshalb bin ich jetzt auch an ähnlicher Stelle wie am Anfang seiner Krankheit. Ich weiß nicht, wie ich ohne ihn weiterleben soll.

Ich bin nur nicht so geschockt. Schließlich hatte ich fünf Jahre Zeit, um mich vorzubereiten. Ich habe sogar mit dem Tod geredet, ihn gebeten, sanft zu sein. Aber auf den Tod kann man sich nicht vorbereiten.

SPÄTER IM JUNI

Bei jedem schwarzen Raben, den ich sehe, erinnere ich mich an den Tod. Das begann letzten Winter, als immer eine ganze Schar von Krähen vor unserem Fenster saß. Ich habe sie verscheucht. Die Tiere kamen immer wieder. Jetzt sind sie verschwunden.

Aber ein großer schwarzer Rabe fliegt ab und zu in unseren Garten und setzt sich auf einen Ast, der sich unter ihm bedrohlich biegt, als würde er gleich brechen.

Wenn ich den Raben bemerkt habe, fliegt er wieder weg. Als würde er mich nur erinnern wollen: Auch du bist sterblich.

Im Augenblick nehme ich sowieso nicht wirklich am Leben teil. Alle haben ein Leben, ich habe keines mehr.

Also sitze ich da und überlege, wie ich weiterleben kann.

Mache die Dinge, die ich tun muss, und alles erscheint mir so sinnlos. Nur für mich lohnt sich das Ganze doch nicht. Natürlich hoffe ich auch, dass diese Phase schnell vergeht, ich wieder glücklicher werde. Manchmal gibt es sogar Augenblicke, in denen es mir schon ganz gut geht.

Wie das Meer kommt die Trauer in Wellen – nur nicht so regelmäßig, sondern plötzlich, aus dem Nichts. Es gab Tage, da dachte ich, ich hätte die Trauer schon ein Stück weit überwunden. Ich dachte, ich sei herzlos, weil ich so wenig fühlte.

Ich bin wieder arbeiten gegangen, ich habe wieder funktioniert. Doch ab und zu, in der Nacht oder an den Wochenenden, kam so etwas wie Trauer hoch.

Manchmal habe ich schreckliche Albträume.

Aber in der Arbeit konnte ich auch wieder ganz lustig sein, so tun, als wäre nichts. Meistens jedenfalls.

Ich google viel über Trauer – wie man damit umgeht. Wie es anderen damit geht.

Lese, wie man damit umgehen soll oder darf …

Hoffe, dass es bei mir nicht Jahre dauert, wie bei manchen anderen Menschen.

Hoffe auf ein neues Leben mit Freude und Liebe und Normalität. Ohne dauernd an den Tod zu denken.

Habe aber auch ein schlechtes Gewissen, wenn ich so denke.

Ein Freund von mir sagte mir einmal, das Leben sei die Vorbereitung auf den Tod. Ich kann nicht sagen, dass ich den Gedanken besonders tröstlich fand. Ich bin ihm trotzdem dankbar.

ANFANG JULI

Ich habe die Hoffnung, dass mein Leben wieder glücklicher wird. Obwohl ich mir das ohne meinen geliebten Mann im Augenblick nicht vorstellen kann.

Deshalb bemühe ich mich und lass mich nur ab und zu gehen in meiner Trauer.

Als ich zum ersten Mal nach dem Tod meines Mannes mit einer Freundin im Kino war und dann aus dem Dunkeln auf die Straße trat, kam ich mir vor wie ein Seemann, der fünf Jahre auf See verbracht hatte und schwankend wieder festen Boden unter den Füßen spürte. Ich war wieder an Land, aber wieder angekommen war ich noch nicht.

13. JULI

Heute Abend vor 150 Tagen (fünf Monaten) ist mein Mann gestorben. Ich liebe ihn und vermisse ihn so, dass ich manchmal denke, es zerreißt mir das Herz.

4. SEPTEMBER

Seit einer Woche geht es etwas besser. Letztes Wochenende bin ich zum Friedhof gefahren, um zu gießen. Es war ein sehr heißer Tag, und weitere sollten folgen. Während ich zum Friedhof fuhr, nahm ich mir vor, mehr darauf zu achten, was mir in meinem Alltag begegnet. Aufmerksamer zu sein.

Weil es so heiß war, habe ich ein paar Gräber »nebenan« auch noch gegossen. Ein alter Mann kam zu mir und bedankte sich. Er erzählte mir, dass seine Frau vor zwei Jahren gestorben sei. Sie waren 51 Jahre verheiratet.

Ich habe ihm dann auch von meinem Mann erzählt.

13

DIE TRAUER
DER ANGEHÖRIGEN

Der alte Mann auf dem Friedhof verabschiedete sich, auf Wiedersehen. Er ging ein paar Schritte und drehte sich noch einmal um und sagte zu Frau B., sie solle ihr Leben wieder lebenswerter machen.

Die Freundinnen von Frau B. und ihre Schwester, alle hatten genau das schon zu ihr gesagt, unzählige Male, was soll man auch sonst sagen? Frau B. fand diesen Satz immer furchtbar, für sie klang er so, als wolle man einem depressiven Menschen raten, die Dinge doch nicht so schwerzunehmen. Doch hatte der alte Mann vom Friedhof natürlich recht, und Frau B. war ihm nicht böse, im Gegenteil. Die große Frage, die sich fortan in ihrem Kopf drehte, lautete: Das Leben lebenswert machen, was heißt das überhaupt?

Frau B. lauscht auf der Trauerfeier der Palliativstation, auf der ihr Mann gestorben ist, einer anderen Witwe, die einen Brief vorliest. Dieser Brief, sagt Frau B., hätte auch von mir sein können. So viele Menschen, die dort waren, sagt sie, Angehörige, deren Partner, Freunde, Eltern. Allein die vielen Menschen rund um die Palliativstation zeigen ihr damals, wie sehr der Tod doch Teil des Lebens ist. Das tröstet sie. Paradox, sagt sie. Und wahrscheinlich geht es auch nicht jedem so, einige verlassen den Saal sehr schnell, weil sie die Situation nicht aushalten.

Trauer ist Power, so steht es geschrieben, in zahlreichen Ratgebern, mit mal sehr schlauen und mal ganz einfachen Argumenten. Doch ist die Frage nach dem »richtigen« Umgang mit Trauer immer Quatsch. Denn was heißt schon »richtig«? Es gibt nicht den einen richtigen Weg, und niemand kann dir deine ganz individuelle Trauer ersparen. Man kann nicht »richtig« oder »falsch« trauern, man kann nur verstehen, wozu Trauer gut ist, warum Menschen trauern – dann trauert es sich vielleicht leichter.

In den Wochen vor der Begegnung mit dem alten Mann auf dem Friedhof überkam Frau B. oft das Gefühl, alleine zu sein. Man kann sehr einsam sein, auch unter Menschen. Frau B. fühlte sich verstoßen von ihren Freunden, nicht räumlich, sie war ja da, ihr Körper saß auf einem Stuhl, und die Hand griff nach einem Glas, aber dennoch wusste niemand am Tisch, was er oder sie zu ihr sagen sollte. Das ist ja auch unglaublich schwierig, wie soll man einen trauernden Menschen schon richtig ansprechen?

»Wie geht es dir?« Das ist trivial, nach einem Todesfall. »Geht es dir noch sehr schlecht?« Wieso *noch*? Und, ja, sicher geht es schlecht, sieht man doch. »Kann ich etwas für dich tun?« Eine gute Frage. Aber vielleicht zu unkonkret? »Geht es dir schon ein bisschen besser?« Das ist vielleicht positiver formuliert. Aber dann darauf ein Nein zu bekommen, das wäre auch irgendwie doof.

Am Anfang ist das Mitgefühl unendlich groß, sagt Frau B., doch irgendwann geht das normale Leben wieder los. Und dann musst du eben auch normal sein, also funktionieren. Und irgendwann fragt dann auch niemand mehr, auch weil die Leute den Konflikt scheuen. Und die Trauernden selbst übrigens auch.

Vielleicht fällt es Menschen auch deshalb so schwer, Trauernde zu begleiten, weil sie dadurch ständig an ihren eigenen Tod erinnert werden?

Und so springt die Frage in den Köpfen der Freunde und der engsten Angehörigen umher: Über was sprechen wir denn jetzt? Und während alle nachdenken, was denn ein unverfängliches Thema sein könnte, reden sie sehr angeregt über nichts, und Frau B. sagt mir beim Gespräch für dieses Buch, das sei wie mit einem rosa Elefanten, an den man bloß nicht denken wolle, und genau weil man das krampfhaft versucht, sitzt er dann mitten auf dem Tisch und starrt einen an und sagt, hallo, hier bin ich doch, der rosa Elefant, wie bitte schön willst du mich jemals vergessen?

Man ist gegenseitig verklemmt, sagt Frau B., denn auch sie wusste nicht so recht, was sagen, was nicht. Und irgendwann, als viel zu lange über wenig gesprochen wurde und das Leben nun wirklich eigentlich wieder losgegangen war, nahm eine Freundin von Frau B. sie einfach in den Arm. Genau das war es, das ihr half. Man kann ja auch ohne Worte über Dinge sprechen, aber niemand hatte sich bei ihr bis dahin getraut, das mal auszuprobieren.

Und Trauer, so hat es Frau B. ja selbst in ihrem Tagebuch im vorangegangenen Kapitel geschrieben, kommt in Wellen. Mal viel, mal wenig, mal länger nichts, dann länger wieder sehr viel. Auch wenn Frau B. jetzt alleine lebt, lebt sie nicht einsam – das ist ja im Grunde Trauer, fast jeder Gedanke verfängt sich im Schmerz, der Körper des Verstorbenen ist verflogen, fort aber ist er damit noch lange nicht. Trauer ist Arbeit, man sagt das sogar so: *Trauerarbeit*. Das klingt in etwa so anstrengend, wie es tatsächlich ist, eine solche Arbeit frisst die Energie der Seele und an manchen Tagen auch die der Muskeln, dann liegt der Mensch niedergestreckt wie ein Schatten im Bett. Und wer, bitte schön, wagt es, hierbei noch an echte, profane Arbeit zu denken, nun ja, Frau B. zum Beispiel. Soll ich es einfach tun, trotz – oder gar wegen – der ganzen Trauerarbeit wieder arbeiten gehen? Frau B. also wagt sich zurück ins Getümmel, sie verlässt frühmorgens das Haus und kommt abends zurück, vergisst dabei manchmal für ein paar Momente den Schmerz, der nicht weg ist, keine Frage, er ruht nur für einen Moment. Aber immerhin, wenigstens kommt wieder etwas Geld auf das Konto. Was hilft, sagt sie heute, ist die Freude, so fern das klingen mag. Sie hat sich darum in einem Karate-Kurs angemeldet, macht Tanz-Yoga. Merkwürdig, sagt Frau B., sind hingegen die Orte des Alltags, die sie nun nach vielen Jahren als Paar wieder alleine besucht, im Supermarkt legt sie jetzt nur noch Essen für sich auf das Band. Andererseits hat sie manchmal sogar Gefühle wie früher, als sie Teenager war, ganz frei, nur verantwortlich für sich selbst.

Und manchmal muss man lassen, wozu man sich zwingen muss, an manchen Tagen beispielsweise das Trocknen der Tränen. Frau B. lebt in ihrer Wohnung, zwei Zimmer, ein bisschen Garten davor, und ihr Mann ist weg, und Frau B. sagt, sie packt das schon und räumt erst mal die Wohnung um, ein bisschen Veränderung schadet nicht.

Mach doch eine Therapie, sagt ihre Schwester, das wird dir helfen, glücklicher zu sein. Na danke, antwortet Frau B., aber ich will jetzt gerade gar nicht glücklich sein. Und alle laden sie ständig zum Essen ein, als würde essen helfen! Iss doch mal was, sagen alle zu ihr, als könne es dann wieder gut sein.

Doch so einfach ist es eben nicht wieder gut, und an manchen Abenden fragt sich Frau B., ob sie das packt, wenn sie zum Beispiel auf das Foto von ihrem Mann auf dem Schreibtisch blickt, die Kippe zwischen den Zeigefingern, das war ja sein Markenzeichen, seine Haare noch voller Farbe. Ich, sagt Frau B., finde einfach heraus, womit ich mich beschäftigen möchte und womit nicht. Manchmal stellt sie das Foto auf, manchmal räumt sie es weg. Trauern heißt eben auch, *sich selbst noch mal neu kennenzulernen.*

Frau B. kann sich an manchen Tagen noch immer nicht richtig vorstellen, dass ihr Mann wirklich weg ist, sie kann sich aber ebenso wenig vorstellen, dass er wiederkommt. Ganz sicher steht er nicht abends in der Tür und sagt, hallo, da bin ich, war was? Sie liest nächtelang im Internet über die Trauer um Angehörige. Wie viele andere Trauernde will sie die Wege anderer Menschen kennenlernen, bevor sie einen davon gehen muss.

Spricht man mit einem dieser Menschen, die dort im Internet über ihre Trauer schreiben oder lesen, wird keiner von ihnen sagen können, was Trauer eigentlich konkret bedeutet. Fast jeder spürt die Trauer, aber nahezu niemand kann sie aussprechen. Was auch damit zusammenhängt, dass es oft keine konkrete Form für die Trauer gibt, es gibt oft nur das Gefühl, genau hier jetzt gerade lieber nicht sein zu wollen und nicht das tun zu müssen, was man gerade zu tun hat. Der Mensch sucht immer einen Sinn, der Mensch denkt immer die nächsten Dinge, hinter jeder Tür geht es weiter. Beim Trauern aber kommt erst mal nichts nach dem Tod, für Trauernde fehlt manchmal der Gedanke an die nächsten Schritte im Leben. An manchen Tagen, sagt Frau B., überkommt sie ein Schmerz, und sie weiß nicht, wie sie stehen soll, sitzen soll, gehen soll. Manchmal ist dieser Schmerz körperlich.

Man liest und hört ja immer wieder mal, dass der Schmerz weniger wird, wenn man weiß, dass der Mensch, um den man trauert, sein Leben in vollen Zügen genossen hat. Dass dieser Mensch jeden Tag so gelebt hat, als sei es sein letzter. Aber jetzt mal ganz ehrlich, wie soll das denn gehen? Wenn heute mein letzter Tag wäre, dann würde ich eher Eis essen, als eingerahmt von Bücherstapeln vor meinem Laptop zu sitzen und diese Zeilen zu schreiben. Und du würdest vielleicht auch eher Eis essen, als dieses Buch zu lesen. Also, leg es weg!

Falls du jetzt aber doch weiterliest, dann ist dir vielleicht klar geworden, dass morgen auch noch ein Tag ist. Die Angst, den letzten Tag zu verpassen, erzeugt offensichtlich Druck, und den braucht es gar nicht, im Gegenteil. Wer schon vor dem Tod mit dem Trauern beginnt, hat vielleicht nach hinten raus nicht genug Puste.

Deshalb kannst du diesen Satz »Was würdest du tun, wenn heute dein letzter Tag wäre?« gleich mal aus deinem Kopf streichen. Es ist doch einigermaßen qualvoll, sich jeden Tag neu auf den Tod und auf das Trauern einzustimmen – und nichts anderes passiert, wenn du »noch einmal« eine Kreuzfahrt machen willst. Nicht dass du das nicht machen darfst. Ich warne nur davor, die letzten Tage eines Lebens zu sehr mit Bedeutung aufzuladen. Befreie dich lieber von dem Druck, alles noch ein letztes Mal genießen zu müssen, auch um deinen Angehörigen die Trauer zu erleichtern. Die Idee, noch einmal aus der Normalität ausbrechen zu müssen, fixiert den Blick viel zu sehr auf die ausweglose Fahrt in Richtung Tod. Herr B. hat zum Beispiel in seinen letzten Tagen sehr darunter gelitten, dass seine Frau die Glühbirnen in der Wohnung in die Fassung drehte und er vom Bett aus zuschauen musste, weil er so kraftlos war. Der Schmerz kam genau hierher: Es war die Trauer um die verlorene Normalität, die schon lange gestorben war, bevor er es tat.

Viele Menschen sagen daher über ihre letzte Zeit im Leben, dass es ihnen am meisten hilft, wenn alles normal weitergeht. Frau B. hingegen hatte aufgehört zu arbeiten, ein halbes Jahr, sagte sie zu ihrem Mann, kann ich mir das leisten, dann sind alle Rücklagen geschmolzen. Dann bekam sie ein Angebot und fragte ihren Mann, sag mal, was hältst du davon, wenn ich wieder arbeite? Er antwortete: »In einem halben Jahr bin ich sowieso nicht mehr da, dann musst du eh alleine zurechtkommen.«

»Ich weiß«, sagte sie.

Ihre neue Arbeit war ein Wiedereinzug der Normalität. Und für Herrn B. war sie eine Motivation, zu leben. Plötzlich kehrte so was wie Normalität ein, obwohl es die ja eigentlich gar nicht geben konnte.

Doch wenn sich alles immer nur auf die Frage konzentriert, wann du denn nun endlich stirbst, stirbt es sich mit Sicherheit nicht angenehmer. Und die Trauer für die Angehörigen wird dadurch oft noch schlimmer.

Und wer sich traut, kann die Trauer später sogar für sich nutzen, um Wünsche, die Jahre geruht haben, wieder zu wecken, so wie Frau B., die ihre Trauer mit Karate bekämpft. Wenn solche Dinge das Leben lebenswerter machen, dann sei es so, und wenn es darum geht, wenigstens bei der Trauer Zeit zu haben für all die Dinge, für die man eigentlich nie Zeit hat in einem Leben, dann macht genau das dann dein Leben wenigstens etwas lebenswert.

Und was sich gut anfühlt, kann helfen. Jedes gute Gefühl schenkt Menschen ein Lächeln, ach ups, das geht doch eigentlich gar nicht, es ist ja Trauer angesagt, also bitte nicht lachen. Aber Quatsch, Lachen ist erlaubt, das steht hier auch ausführlich im Kapitel »Humor beim Sterben« und gilt für Sterbende natürlich ebenso wie für Trauernde. Dazu noch einmal ein Witz, einfach so: »Schiebt eine Frau im Urlaub ihre Schwiegermutter im Rollstuhl auf eine Felsklippe am Meer. Sprechblase: ›Man muss auch loslassen können.‹«[130]

Damit Trauernde besser loslassen können, hilft es doch sehr, wenn sie sich verabschieden. Haben Angehörige das Glück, einen echten Abschied zu erleben, macht das die Trauerarbeit oft einfacher – auch wenn es im konkreten Moment Überwindung kosten kann. Dabei sollte man sich auch von dem Anspruch verabschieden, alles richtig machen zu müssen beim Abschied. Frau B. etwa hat wie beschrieben den Tod ihres Mannes verpasst. Hätte sie eine halbe Stunde später das Krankenhaus verlassen, wer weiß, vielleicht hätte sie ihn auch noch auf seinem allerletzten Stück begleiten können. Vielleicht ... Vielleicht auch nicht ... Sterben ist wie das Leben, mal hat man Glück, mal Pech, und planen lässt sich ohnehin wenig. Vielleicht hat Herr B. auch darauf gewartet, alleine zu sein, vielleicht hat er überhaupt nicht mitbekommen, ob sie da ist. Wir wissen es nicht, und es ist auch vollkommen egal. Wer den Anspruch hat, als Angehöriger alles richtig zu machen, wird scheitern. Und wem ist geholfen, wenn sich Angehörige aufreiben bis zur Erschöpfung? Manchmal kostet Loslassen mehr Kraft als Festklammern.

Und so hinterlässt der Tod oft eine Wunde. Trauern ist der Heilungsprozess, am Ende bleibt meist eine Narbe. Die Narbe gehört dazu, und man kann sie verstecken, überschminken oder eben dazu stehen. Beim Versuch, die Narbe zu akzeptieren, können feste Rituale helfen. Rituale, wie eine klassische Beerdigung eines ist, oder aber auch eigene Rituale wie die kleine Plastikbox, in der man Utensilien lagert, um das Grab zu schmücken. Manche verstecken die Box auf dem Friedhof unter Büschen oder Bäumen. Man kann sich feste Zeiten überlegen, zu denen man immer wieder zum Grab kommt, oder man geht nur ab und zu spontan vorbei, nur für fünf Minuten, das ist doch auch ok.

Trauernde brauchen übrigens keinen Schutz, sondern Unterstützung. Denn Trauern ist keine Krankheit – im Gegenteil, es macht krank, nicht zu trauern. Dennoch aber kann Trauer kompliziert werden, wenn Menschen nicht mehr loslassen können und nur noch um sich kreisen. Generell gilt, dass Trauernde nicht alleine gelassen werden dürfen, und Trauernde sich selbst nicht alleine lassen dürfen. Der Grat zwischen *normaler* und *zerstörerischer* Trauer ist natürlich schmal und nicht einfach zu erkennen, deshalb ist es nur richtig, sich im Zweifel professionelle Hilfe zu suchen – und wenn es nur darum geht zu erkennen, dass man keine weitere Hilfe braucht.

Man darf Trauer nicht romantisieren. Da kommen eben Dialoge auf wie: »Wie geht es Ihnen heute?« Antwort des Trauernden: »Beschissen.«

Die Begleitung eines Sterbenden, die Verarbeitung des Geschehenen ist nicht immer poetisch, befriedigend, intellektuell. Sie ist manchmal auch einfach nur ätzend. Nix da mit Sinnstiftung und Weisheitserlangung. Die Frage nach dem Sinn eskaliert für Trauernde meist dann, wenn sie den Tod eines Menschen als besonders niederschmetternd oder besonders sinnlos empfinden. Bei der Großmutter, die mit 90 Jahren stirbt, kann man vielleicht sagen, nun gut, das ist der Zyklus des Lebens. Stirbt aber das Enkelkind im Alter von zwei Jahren völlig unerwartet bei einem Unfall, dann ist das nicht der Zyklus des Lebens, dann ist das scheiße, und dann ist da nichts als grausamer Schmerz.

Doch ist das Gefühl der Sinnlosigkeit natürlich nicht nur für jene Angehörige reserviert, die mit solchen Extremsituationen klarkommen müssen. Die Suche nach dem Sinn kann auch für Menschen zermürbend sein, deren Mann, Freund, Schwester wenig dramatisch stirbt.

Und so hat auch Frau B. wochenlang nach dem Sinn des Todes ihres Mannes gesucht. Und schließlich eines Tages im Gespräch gesagt, wenn der Tod ihres Mann für irgendwas gut sein kann, dann zumindest für ihren Beitrag zu diesem Buch. Dafür, dass andere Menschen von ihren Erfahrungen profitieren können. Dafür, dass die Sache mit der Trauer vielleicht für andere Menschen ein Stückchen, ein ganz kleines Stücken leichter wird. Für dich.

14

VERSCHWINDEN I.
ODER AUCH:
ALLEIN DIE BÜROKRATIE
BRINGT DICH UM

Auf dem Patientenbogen von Herrn B., der an einem unheilbaren Hirntumor erkrankt ist, steht: Patientenverfügung nicht vorhanden. Aber das alles entscheidende Wörtchen »nicht« hat jemand mit einem Kugelschreiber durchgestrichen. Tja, was heißt das? Gibt's doch eine? Gab es eine? Gibt es keine mehr? Und wer hat das »nicht« durchgestrichen? Ist das gültig? Was tun, damit die Patientenverfügung gültig ist?

Oder, mal grundsätzlicher gefragt: Worum solltest du dich vor deinem Tod kümmern? Und was passiert eigentlich, wenn du weg bist? Wer kümmert sich dann? Um was soll sie oder er sich dann kümmern? Wie läuft das eigentlich ab mit der Beerdigung, mit dem Grab, dem Sarg, den ganzen Dingen?

Man hört ja immer, dass Menschen so ziemlich alles überdenken, nur nicht den eigenen Tod. Angefangen mit Dingen wie der Patientenverfügung, bei der es bei Herrn B. offensichtlich Chaos gab, bis zu viel kleineren, aber auch wesentlichen Sachen. Etwa dem sogenannten *digitalen Nachlass*, also all den Daten, die wir alle täglich ins Internet pusten. In einer Umfrage des Digitalverbands Bitkom gaben lediglich 18 Prozent der Befragten an, dass sie ihren digitalen Nachlass geregelt hätten.[131]

Kümmert euch um euren Tod! Ich selbst übrigens habe das, in dem Moment, in dem ich diese Zeilen schreibe, auch noch nicht getan, jedenfalls nicht so richtig. Mache ich noch, versprochen. Wie also geht das, richtiges Verschwinden, richtige Organisation der vielen bürokratischen Dinge rund um den eigenen Tod? Fangen wir doch mit dem Begriffswirrwarr an: *Testament, Patientenverfügung, Betreuungsverfügung, Vorsorgevollmacht*. Alter! Na ja, so schlimm ist es gar nicht. Aber der Reihe nach ...

Das wichtigste Dokument für alle Menschen ist die *Vorsorgevollmacht*. Solltest du eines Tages durch Krankheit, einen Unfall oder eben das Ende des Lebens nicht mehr in der Lage sein, deine Angelegenheiten selbst zu regeln, braucht es jemanden, der das für dich tut. Mit der Vorsorgevollmacht gibst du einer Person deines Vertrauens *alle Macht*, will sagen: das Recht, für dich stellvertretend zu handeln. Deshalb ist es wichtig, dass du dieser Person vollumfänglich vertraust. Bei Kindern unter 18 Jahren sind die Eltern berechtigt, das zu tun. Danach aber ist Schluss – nicht einmal, wenn du verheiratet bist, darfst du automatisch die Angelegenheiten deines Partners klären, das denken leider viele Menschen. Wichtig für die Vorsorgevollmacht ist natürlich, dass sie da ist, wenn sie gebraucht wird. Wichtig ist, wie gesagt, dass du jemandem diese Vollmacht erteilst, dem du vertrauen kannst, und zwar voll und ganz. Schließ die Augen und überleg dir, wer in deinem Umfeld dich so sehr liebt, dass er bereit wäre, dich gehen zu lassen, wenn das dein Wunsch ist. Für die Ausstellung der Vollmacht sind intensive Gespräche mit deinem Bevollmächtigten nötig. Es geht um die beiden großen Fragen, wie du leben und wie du sterben willst. Nur dann kann der- oder diejenige später einmal in deinem Sinne entscheiden.

Und Achtung, wenn's ums Geld geht: Nicht alle Banken akzeptieren grundsätzlich jede Vollmacht. Darum ist es ratsam, bei der Bank nach deren Regeln einen Bevollmächtigten für deine Geldgeschäfte zu bestimmen – das geht oftmals sogar online. Durch eine solche Regelung ersparst du deinen Angehörigen massiven Stress, da sie sonst später ohne deine Hilfe versuchen müssen, die verschiedensten Befugnisse zu bekommen.

Die *Patientenverfügung* ist genau dann wichtig, wenn es um medizinische Entscheidungen geht, die du nicht mehr selbst treffen kannst. Für jeden Eingriff in deinen Körper brauchen Ärzte deine Zustimmung – und die kannst du in gesunden Tagen mit diesem Dokument festlegen; darin kannst du deinen Willen erklären. Was passiert mit dir nach einem schweren Unfall? Willst du lebensverlängernde Maßnahmen erhalten? Wenn ja, welche? Die Patientenverfügung hilft Ärzten und Angehörigen und/oder deinem Bevollmächtigten, deine Wünsche besser beurteilen zu können. Von dir in deiner Patientenverfügung festgelegte Ablehnungen von medizinisch indizierten Maßnahmen sind bindend – das solltest du bedenken. Wenn du also zum Beispiel in einem bestimmten Fall nicht wiederbelebt werden willst, dann wird das auch nicht passieren. Letztlich passen niemals alle möglichen Szenarien in eine Patientenverfügung. Deshalb ist es aus meiner Sicht fast wichtiger, eine wirksame Vollmacht zu haben, damit jemand aus deinem Umfeld für dich in der jeweiligen konkreten Situation entscheiden kann, was passieren soll – und was nicht.

Etwas schwieriger zu verstehen ist der Sinn einer *Betreuungsverfügung*. Sie kommt dann ins Spiel, wenn du keine Vorsorgevollmacht erteilt hast. Solltest du selbst deine Angelegenheiten nicht mehr regeln können, muss das Gericht einen Betreuer bestimmen, auch eine dir fremde Person ist dabei theoretisch möglich. Mit der Betreuungsverfügung kannst du das verhindern und selbst einen Menschen zu deinem potenziellen Betreuer ernennen – oder auch eine bestimmte Person als Betreuer ausschließen. Bitte das Wort *Betreuung* an dieser Stelle nicht falsch verstehen. Es geht nicht um eine Betreuung im Sinne der Unterhaltung und des Teekochens, sondern um das Regeln juristischer Angelegenheiten.

Mit einer *Sorgerechtsverfügung* bestimmen Eltern einen Vormund für ihre minderjährigen Kinder – falls beide Eltern sterben. Großeltern oder Geschwister erhalten nicht automatisch das Sorgerecht für Vollwaisen, auch wenn man das immer wieder hört. Natürlich würden die Gerichte in der Regel zunächst die nächsten Angehörigen anfragen. Und doch schafft erst eine Sorgerechtsverfügung Klarheit. Auch die Ernennung eines kirchlichen Taufpaten ist zwar ein schönes Symbol, ohne Verfügung aber auch nicht mehr als das.

Und wenn du gestorben bist, regelt ein *Testament* deinen Nachlass. Wenn kein Testament vorliegt, gilt automatisch die gesetzliche Erbfolge. Ein Testament kann also sinnvoll sein, wenn du mit dieser nicht einverstanden bist oder es überhaupt kompliziert werden könnte – etwa wenn du zum Beispiel sehr wohlhabend bist, in einer streitbegabten Familie lebst oder Beruf und Privatleben verschmelzen, Stichwort Unternehmer oder Selbständiger. Ein Testament, und das ist eigentlich logisch, regelt keine medizinischen Fragen, keine Fragen der Betreuung oder der Vollmacht. Fragen wie: »Reanimation – ja oder nein?« haben hier nichts verloren!

Alle hier genannten Dokumente haben eines gemeinsam: Sie müssen im Falle des Falles korrekt sein und dürfen keine Formulierungen enthalten, die missverständlich sind und so schnell zu Streit führen können, all das. Doch gar nicht selten schreiben Menschen in ihr Testament-Patientenverfügung-Vorsorge-Gemisch ganz sonderbare Dinge, die ganz sicher niemals befolgt werden dürfen. Manchmal schreiben Patienten, man möge ihnen Essen und Trinken verweigern, wenn sie den Verstand verlieren – damit sie schnell sterben können. Das ist natürlich Unsinn, denn was heißt schon »Verstand verlieren«? Und überhaupt: Stell dir mal vor, du pflegst deinen Vater, deine Mutter oder deinen Partner, und diese Menschen bitten um ein Glas Wasser – und du sagst: Nö. Das hast du damals anders aufgeschrieben.

Deshalb gilt: Je klarer die Dokumente formuliert sind, desto besser. Damit du keine formalen Fehler begehst und das Testament dann am Ende ungültig ist, rate ich zu professioneller Hilfe – zur Ausfertigung durch einen Notar, oder aber dazu, zumindest die Vordrucke des Bundesministeriums für Justiz und Verbraucherschutz zu nutzen. Nichts ist ärgerlicher als ein ungültiges Blatt Papier.

AM ENDE KOMMT DOCH ALLES ANDERS?

Der Antrieb dafür, in Dokumenten die letzten Dinge zu regeln, ist die Angst vor dem Ausgeliefertsein – die Sorge vor der Hightech-Medizin, die zwar viel kann, nur das Nichtstun fällt ihr schwer. Daher die große Motivation, alles regeln zu wollen, bevor du gehst, vielleicht. Und doch sind die oben erwähnten

Dokumente umstritten, es gibt, wenn auch leise, Kritik. Denn: Wer vermag heute schon zu sagen, was in fünf, 10, 20 Jahren passiert? Heute ist schnell mal ein Kreuzchen gemacht bei: Ich wünsche die Unterlassung von Versuchen der Wiederbelebung, ja. Aber willst du das wirklich, wenn es dann darauf ankommt?[132]

Es ist verdammt wichtig zu verstehen, dass eine Patientenverfügung schnell ausgefüllt sein mag – aber oft vergessen Menschen, dass sie im Idealfall auch befolgt wird. Letztlich muss jeder für sich selbst entscheiden, ob und wie er oder sie ein solches Dokument anlegen will. Ich möchte betonen, dass dir die Patientenverfügung auch in guten Zeiten helfen kann, denn sie nimmt dir womöglich die Angst vor Vernachlässigung und Schmerzen, davor, anderen zur Last zu fallen.[133]

Das Dokument kann also ein Anker für dich sein, nicht gänzlich hilflos in Richtung Tod zu treiben. Letztlich geht es um einen sozialen Akt für dich selbst. Denn du bist durch deine Beschäftigung mit den Regelungen gezwungen, dir Gedanken zu machen: Wie willst du leben? Wie sterben? Was sind deine Wünsche? Wem vertraust du? Mehr noch: Eine Patientenverfügung zum Beispiel ist ziemlich sinnlos, wenn niemand von ihr weiß. Idealerweise also schreibst du sie nicht allein, sondern sprichst mit deinem Partner, deinen Angehörigen, Freunden und Ärzten über das Thema. Du schaffst Dialog und Vertrauen. Aus meiner Sicht ist die Patientenverfügung in Kombination mit einer Vorsorgevollmacht besonders sinnvoll. So kannst du vertraute Menschen beauftragen, in deinem Sinne zu handeln, und wirst mit ihnen womöglich überhaupt die Dinge besprechen, die auf euch zukommen. Papier kann Gespräche nicht ersetzen, aber Papier kann Gespräche anstoßen. Die Patientenverfügung hilft auch deinen Angehörigen, die in einer kritischen Situation vielleicht anders entschieden hätten, eine schwere Entscheidung deinerseits zu akzeptieren. Nichts quält Menschen mehr als die Ungewissheit. Wenn deine engsten Verwandten aber sicher sein können, dass sie deinen Willen befolgen, lindert das ihren Schmerz. Auch deswegen ist es enorm wichtig, bei allem Ausfüllen von Papier das Reden nicht zu vergessen!

Und natürlich kann auch das beste Dokument nicht jede erdenkliche Situation regeln – da haben die Kritiker der Patientenverfügung schon recht. Besonders der Verlauf einer chronischen Krankheit ist im Voraus schwer abzuschätzen. Du solltest vermeiden, dass eine zu rigide Patientenverfügung dir am Ende Therapien verwehrt, die dir eigentlich noch helfen könnten. Deshalb ist es wichtig, Menschen um dich zu wissen, die deine Wünsche kennen und stellvertretend für dich äußern, und dass du einem von ihnen eine Vollmacht erteilt hast, wenn das möglich ist. Zudem ist es sehr sinnvoll, etwa alle fünf Jahre – und immer dann, wenn sich deine Lebenssituation maßgeblich ändert, wenn du ein Kind bekommst oder den Job wechselst – die Unterlagen hervorzukramen und zu prüfen, ob sie noch immer deinen Vorstellungen entsprechen.

Gute Gründe, mit deinen Angehörigen über den Tod, Vollmachten und dergleichen zu sprechen:

- Du lebst in einer festen Beziehung, vielleicht habt ihr geheiratet.
- Du bekommst ein Kind.
- Du gehst in Rente.
- Jemand in deinem engsten Umfeld stirbt.

- Du hast ein riskantes Hobby, zum Beispiel Fallschirmspringen oder Klettern ohne Seil.
- Du bist chronisch krank.
- Dein Gesundheitszustand wird zusehends schlechter.

Fragen, auf die du eine Antwort suchen solltest:

- Wem vertraust du?
- Wer soll für dich entscheiden, wenn du es nicht mehr kannst?
- Je nach Situation: Willst du wiederbelebt werden?
- Willst du am Leben gehalten werden, wenn dein Körper das alleine nicht mehr kann, zum Beispiel durch Beatmung bei einer Querschnittslähmung?
- An welchem Ort möchtest du sterben?
- Wer soll dich dabei begleiten?
- Wie wünschst du dir deine Beerdigung?

BITS, BYTES, BRIEFE UND DER BISS INS GRAS: WIE REGELST DU DEINEN NACHLASS?

Da du sterben wirst, überleben dich Dinge und Gegenstände, vielleicht ein bisschen Geld und so manche Peinlichkeit. Man nennt das alles zusammengenommen die Erbmasse. Man kann in einem Testament regeln, was damit geschehen soll, zumindest grob, wenn es um Immobilien geht oder Vermögen. Aber was ist mit den Liebesbriefen? Und dem Fahrrad? Und was passiert mit deinem Facebook-Account? Es gibt Dinge im Leben, die lassen sich nicht juristisch wasserdicht mit Dokumenten und Notarsiegeln regeln. Für sie brauchst du Freunde oder

Verwandte, Menschen, die dir unter die Arme greifen, die bereit sind, dir vertrauensvoll und auf dem kurzen Dienstweg zu helfen.

Was bedeutet: Es ist ratsam, deine Wünsche darüber zu kommunizieren, wie mit deinem Nachlass umgegangen werden soll, mündlich und schriftlich. Mach dir keine Sorgen um die Frage, ob das dann rechtsverbindlich ist. Darum geht es hier nicht. Hier geht es darum, dass es eine ganz schöne Vorstellung sein kann, wenn derjenige deine Plattensammlung geschenkt bekommt, mit dem du seit Kindertagen gemeinsam Musik hörst. Oder deine Bücher dein Freund aus dem Literaturstudium, anstatt dass sie einfach irgendwann in Kisten beim Sperrmüll an der Straße stehen.

Du kannst deinen Angehörigen auch aufschreiben, wo du deine Tagebücher versteckst; mit dem Wunsch, dass jemand sie bitte einfach verschwinden lässt, bevor alle darin rumlesen. Das passiert ja immer mal wieder, dass die gesamte Familie ein letztes Mal in Opas Wohnung einfällt und Detektiv spielt. »Sag mal, wusstest du von den Porno-Heftchen …?« So was halt. Das alles ist eben auch Erbmasse, irgendwie.

Sehr ratsam für die Regelung des Verbleibs deiner Besitztümer ist Ordnung im System, und zwar so, dass Außenstehende sie verstehen. Dass du also deine Konten ordentlich benennst, deine Ordner ordentlich beschriftest. Das klingt furchtbar spießig, hilft aber ungemein, wenn jemand deinen Kram ordnen muss, und nicht *Ba.Kt 1, DB* entziffern muss, sondern einfach lesen darf: *Unterlagen Girokonto*.

Was übrigens auch für die Ordner auf deinem Computer gilt. Womit wir beim digitalen Nachlass wären. Die meisten von uns blasen ja täglich Daten ins Netz, und den meisten Menschen wäre es wohl ganz recht, wenn ihre digitale Identität einfach verschwände, sobald sie selbst das ebenfalls tun. Aber so einfach ist es nicht, unser digitales Erbe ist ein schönes Beispiel für: Über das Sterben nachdenken heißt über das Leben nachdenken. Du musst eben heute überlegen, wie du mit deinen Daten umgehst – wenn du tot bist, ist es zu spät. Dabei geht es nicht bloß um ein paar Fotos auf deiner Cloud, sondern schnell mal um ein paar Tausend Euro, man denke nur mal an Abos bei Streamingdiensten oder eine ordentliche iTunes-Mediathek. Es geht aber auch darum, dass dein Leben im Internet in vielen Fällen von außen lesbar ist, dass es Fotos von dir gibt, Nachrichten, geäußerte Gedanken, über die du keine Kontrolle hast, wenn du nicht mehr da bist.

Doch ist das digitale Aufräumen mitunter gar nicht so einfach, weil Angehörige meist schon an der simplen Frage scheitern, wo genau du überhaupt Daten hinterlegt hast. Gibt es einen Amazon-Account? Wie sieht's aus mit StudiVZ? Wo ist das Passwort für Facebook, und wo der Login für Twitter? Eine ausführliche Anleitung, wie man Daten im Netz aufstöbert, sortiert und löscht, bietet das Blog *digital danach*.

Damit du die Hilfe dieses Blogs gar nicht erst brauchst, gibt es einen sehr simplen Trick. Verwende einen Passwortmanager wie 1Password, LastPass oder ähnliche Anbieter. Diese Passwortmanager speichern alle Logins zu allen Seiten, auf denen du im Netz unterwegs bist, und verschließen diese in einem digitalen Tresor auf deinem Rechner oder Smartphone. Der Schlüssel zu dem Tresor ist ein sogenanntes *Masterpasswort*, das du an die Person deines Vertrauens weitergeben musst – mit der Bitte, es bis zu deinem Tod einfach nur sicher zu verwahren. Dein Digital-Nachlassverwalter kann sich dann mit diesem einen Passwort in alle Profile einloggen und sie entsprechend zu deinen Wünschen deaktivieren, ändern oder löschen. Servicetipp: Verbraucherschützer raten gerne dazu, Passwörter in Listen auf einem verschlüsselten USB-Stick zu lagern. Ich möchte mal denjenigen sehen, der sein Passwort ändert – und danach seine USB-Stick-Liste aktualisiert. Kein so richtig praktischer Tipp also.

Große Anbieter wie Facebook bieten zudem an, einen Nachlasskontakt zu benennen, der Zugang zu deinem Profil erhält, wenn du tot bist. Aber Vorsicht: Diese Person bekommt keinen vollen Zugang zu deinem Profil, darf also beispielsweise keine Nachrichten lesen oder gar löschen. Grundsätzlich gilt für diejenigen von uns, die überhaupt ab und zu im Internet unterwegs sind: Ganz verschwinden wirst du dort wohl nie. Datenspuren und so manches Profil werden aller Wahrscheinlichkeit nach bleiben – daran muss man sich wohl gewöhnen.

TIPPS FÜR DEN BÜROKRATIE-BALLAST

- Sprich mit deinen engsten Vertrauten über deinen Nachlass. Denn alles, was hier in diesem Kapitel darüber zu lesen ist, ist sinnlos, wenn niemand davon weiß.
- Hinterlege die Verfügungen so, dass man sie bei Bedarf finden kann.
- Prüfe deine Unterlagen alle fünf Jahre auf Aktualität.
- Pflege deine Ordner, analog wie digital.

- Pflege deinen Passwortmanager und hinterlege ein Masterpasswort für eine Person deines Vertrauens, idealerweise deinen Bevollmächtigten.
- Hinterlege wichtige Dokumente möglicherweise auch beim Notar.
- Vorsorgeunterlagen können beim Zentralen Vorsorgeregister der Bundesnotarkammer registriert werden.
- Achte allerdings darauf, dass es immer nur eine Version deiner Vollmachten gibt, sonst entstehen Verwirrung und Chaos.

15

VERSCHWINDEN II:
WAS KONKRET PASSIERT MIT DIR,
WENN DU TOT BIST?

Und dann bist du tot. Wirklich tot, das Leben hat dich verlassen, wie geht es weiter? Hoffentlich ohne Hektik. Angehörige haben es oft viel zu eilig. Sie rufen dann panisch einen Bestatter und den Friedhof und den Steinmetz an, dabei hast du gerade noch geatmet, es ist noch gar nicht lange her. Also erst mal tief durchatmen.

WAS MIT DEINEM
KÖRPER PASSIERT

Stirbst du zuhause, muss ein Arzt deinen Tod feststellen. Das geht anhand der sicheren Todeszeichen: Leichenflecken, Leichenstarre. Er füllt dann eine Todesbescheinigung aus, ohne die der Bestatter gar nicht anzurücken braucht. Es besteht aber überhaupt keine Eile, dass der Arzt rasch kommt und die Zeit des Abschiednehmens verkürzt. Tote dürfen je nach Bundesland zwei bis drei Tage zuhause bleiben. Viele Angehörigen brauchen diese Zeit. Sie können den Tod nur begreifen, wenn sie dich als Leichnam sehen, dich anfassen. Der Arzt muss deinen toten Körper übrigens vollständig entkleiden und dich untersuchen, weshalb Angehörige auch mit dem Einkleiden warten sollten. Oft ist der Leichnam viel zu früh bereits in den Sonntagsanzug gehüllt, und die Totenstarre hat schon eingesetzt. Für Ärzte ist das ein gehöriges Problem: Schneiden sie dann deinen Anzug wieder auf? Denn bei der Untersuchung müssen sie nun einmal prüfen, ob ein natürlicher Tod vorliegt oder nicht – und ob sich die Todesart sicher klären lässt. Komplizierte Begriffe, über die wir bereits im Kapitel »Was ist Sterben? Und was der Tod?« gesprochen haben. Liegt kein natürlicher Tod vor, muss der Arzt die Ermittlungsbehörden kontaktieren.

Stirbst du im Krankenhaus, bekommen deine Angehörigen in aller Regel automatisch den Totenschein ausgestellt, das geht mitunter äußerst schnell. Die Toten werden oft rasch weggebracht, das Patientenzimmer muss frei werden. Platz ist Geld. Manchen mag das entgegenkommen, weil sie so schnell abschließen können mit dem Sterben. Nur weg von diesem Ort, weg von diesen Gedanken, weiter im Leben. Manche aber wird das verletzen, ihnen geht dort im Krankenhaus alles viel zu schnell. Ein unpersönliches Sterben, eine unbarmherzige, aufgezwungene Eile – obwohl Abschiednehmen und Trauern doch Zeit brauchen. Ich wiederhole mich, aber: Bitte im Krankenhaus um das, was du dir wünschst. Etwa um einen letzten Moment zusammen. Trau dich. Wenn dir das verwehrt bleibt, wenn dich als Hinterbliebene von Anfang an schmerzt, wie dieses Sterben im Krankenhaus endet, dann kann es helfen, sich für den Abschied andere Räume zu suchen. Vielleicht magst du an die Orte gehen, die dein Verstorbener besonders gerne mochte, vielleicht in die Wohnung, vielleicht an Plätze, an denen ihr es schön hattet zusammen. Auch wenn das Krankenhaus scheinbar noch die letzten Momente raubt – deine Erinnerung hat alle Zeit der Welt.

Anders ist das auf vielen Palliativstationen, auf denen es oft einen Abschiedsraum gibt. Du bleibst dort, wo du gestorben bist, und deine Familie kann sich verabschieden. Muslimische Familien finden hier meist sogar ohne Weiteres noch Zeit für die rituelle Waschung, auf die sie im Krankenhaus häufig insistieren müssen.

Derartige Abschiedsrituale helfen, noch einmal innezuhalten, kurz die Welt zu stoppen, durchzuatmen. Der Leichnam fängt übrigens nicht sofort zu verwesen an, Angst vor Maden, Fliegen und Bakterien muss also niemand haben. Auch zuhause darf der Leichnam, nachdem der Arzt den natürlichen Tod bescheinigt hat, mit einem Waschlappen und warmem Wasser gewaschen werden. Ein zusammengerolltes Handtuch unter dem Kinn verhindert, dass der Kiefer offen stehen bleibt.

WER ZU INFORMIEREN IST

Hat der Arzt den Totenschein ausgestellt, sollten deine Angehörigen spätestens am dritten Tag auf dem Standesamt eine Sterbeurkunde beantragen. Zuständig ist das Standesamt jenes Ortes, an dem du gestorben bist, auch wenn du woanders wohnst. Zügig nach deinem Tod, idealerweise an Tag zwei, sollten deine Angehörigen deinen Arbeitgeber und/oder deine Auftraggeber informieren. Nimmst du Dienstleister in Anspruch, müssen auch die informiert werden, etwa der Pflegedienst. Bist du durch einen Unfall ums Leben gekommen, muss die Unfallversicherung, sofern du eine abgeschlossen hast, innerhalb von 48 Stunden Bescheid wissen – sonst kann es sein, dass sie die Zahlung verweigert. Auch der Bestatter sollte zügig, also innerhalb der ersten drei Tage, informiert werden.

WELCHE DOKUMENTE
DU BRAUCHST

Sterben ist überhaupt ein Kampf der Dokumente, aber natürlich nicht so sehr für dich, du bist ja nun tot – sondern für deine Angehörigen. Sie müssen jetzt klären, wo das Testament ist, der Personalausweis, die Geburts- und Heiratsurkunde? Beim Notar? Im Regal? Gibt es eine Bestattungsverfügung, also ein Dokument, aus dem dein Wille darüber hervorgeht, wie du dir deine Bestattung wünschst?

Erst mit der Sterbeurkunde können die Angehörigen auch einfach laufende Verträge beenden – wie zum Beispiel Strom, Internet, Handy.

Damit du diese Abläufe für deine Angehörigen leichter machst, solltest du folgende Dokumente sammeln und übersichtlich abheften:

- Testament, Vollmacht, Bestattungsverfügung
- Meldebescheinigung des Wohnsitzes
- Personalausweis oder Reisepass
- Geburtsurkunde
- wenn verheiratet: Heiratsurkunde
- wenn geschieden: Scheidungsurkunde
- Unterlagen zu allen Versicherungen (Haftpflicht, Krankenkasse, Hausrat etc.)
- Unterlagen zu allen Verbindlichkeiten, die dich regelmäßig Geld kosten, also zum Beispiel: Mitgliedsurkunde im Turnverein etc.
- Unterlagen zu allen Verträgen: Handy, Strom, Netflix etc.
- alle Dokumente zur Rente: Rentenbescheide, Sozialversicherungsnummer etc.

- alle Bankdokumente zu allen Konten: Girokonto, Tagesgeldkonto, Aktiendepots etc.
- alle Dokumente zur eigenen Immobilie, falls vorhanden. sonst: der Mietvertrag!
- alle Dokumente zum Auto, falls vorhanden
- Passwörter zu deiner digitalen Identität

ACHTUNG, FALLSTRICKE: DARÜBER STOLPERN ANGEHÖRIGE!

- Sie vergessen, deine engsten Freunde über den Tod zu informieren. Du kannst ihnen helfen und eine Telefonliste vorbereiten.

- Sie vergessen, deine Wohnung zu kündigen, sofern du zur Miete wohnst. Denn der Mietvertrag läuft weiter – und damit bleibt es auch bei der Kündigungsfrist von drei Monaten (viele Vermieter lassen aber mit sich reden).

- Sie vergessen, Versicherungen zu informieren, die womöglich zahlen würden, zum Beispiel die Unfall- oder Risikolebensversicherung.

- Sie vergessen, beim Standesamt die Sterbeurkunde zu beantragen – das sollte spätestens nach drei Tagen passieren. Ohne sie kann der Bestatter den Leichnam nicht abholen.

- Sie wissen nicht, mit welchem Bestatter du bereits über dein Ableben und die Trauerfeier gesprochen hast, und rufen einfach irgendeinen anderen Bestatter an.

- Sie verschlampen dein Testament, da gleich mehrere Angehörige es genau studieren wollen und es in der Familie hin und her geht. Besser: Sie verlieren es nicht, sondern kopieren es und geben das Original am Amtsgericht deines Wohnorts ab.

WELCHE ZEREMONIEN MÖGLICH SIND

Sind alle Formalitäten organisiert, darfst du endlich unter die Erde. Aber nicht zu früh freuen, so einfach ist es nämlich auch wieder nicht. Auch hier lohnt es sich, genau zu sein: Wir erinnern uns, man stirbt so, wie man gelebt hat – das gilt zweifelsohne auch für die Beerdigung. Dir kann sie ja im Prinzip egal sein, du bist ja tot. Wenn du deinen Angehörigen aber ein paar stressige Tage ersparen willst oder ganz einfach Wünsche hast, wie dieser Moment ablaufen soll, dann lohnt es sich, einige Dinge vor dem Sterben zu klären.

Zum Beispiel: Wünschst du dir ein Urnengrab? Eine Seebestattung? Soll während der Trauerfeier ein Lied gespielt werden? Und wenn ja, welches? Das Problem ist, dass dieses Musikstück dann für immer in Verbindung mit deinem Tod steht, also überleg dir deine Wahl gut. Auch immer wieder ein großes Streitthema in den Familien ist: Soll jemand auf der Beerdigung sprechen? Wenn ja, wer?

Eine andere wichtige Frage: Wo willst du überhaupt begraben werden? Denn: In Deutschland herrscht Friedhofszwang – das gilt auch für deine Asche. Diese in einer Urne auf dem Nachttisch zu lagern oder irgendwo auf eigene Faust im Wald zu verstreuen, ist verboten. Auch sie einfach so irgendwo ins Meer zu kippen, geht nicht. Tja. In Deutschland ist eben auch das Sterben strikt geregelt, so ist das nun mal. Immerhin: Manche Friedhöfe bieten Baumbestattungen an, frag einfach mal nach.

Ich kann und will dir an dieser Stelle keine exakte Anleitung geben, wie genau du deine *Traum-Beerdigung* organisieren sollst, mal ganz davon abgesehen, dass es die vielleicht gar nicht braucht. Vielleicht kannst du aber beim Planen der Beerdigung noch zu deinen Lebzeiten an Folgendes denken: Manchmal sind Erwartungen so mächtig, dass sie alles zu zerstören drohen. Es ist daher gut, sich mit ihnen früh zu beschäftigen – und vielleicht die eine oder andere Idee aufzugeben. Für den Hobbysegler, der ein Leben lang gern auf dem Wasser war, wäre es natürlich schön zu wissen, dass seine Asche im Meer verstreut werden wird. Der Aufwand aber ist gewaltig, die Ehefrau, die schon im Rollstuhl sitzt, und alle Angehörigen auf ein Boot zu bringen. Und teuer wird das Ereignis auch. Es gilt, wie immer im Leben, Lösungen zu finden und Konflikte zu entschärfen, wo es nur geht. In diesem Fall also spielt ein Trompeter auf dem Rasen am Friedhof »La Paloma«, und wenn du die Augen schließt, dann hörst du das Meer, wie es rauscht und gluckst, irgendwo, ganz weit da draußen.

16

SCHLUSS

Der Berg ist nicht beweglich, steht in der Einleitung zu diesem Buch. Der Mensch aber, der ist es schon. Aber stimmt das denn tatsächlich? Und falls ja, ist es mir mit diesem Buch gelungen, dich als Leserin, als Leser zu bewegen? Und also weg von der Vorstellung zu bringen, der Tod sei nur grausam, kalt und feucht? Kann das überhaupt gelingen?

Auf der Suche nach Antworten telefoniere ich mit dem Historiker Florian Greiner, der zum Thema Sterben forscht. In einer Fachpublikation hat er darüber geschrieben, wie sich seit einigen Jahren Autoren als »Experten des Todes öffentlich in Szene setzen«[134]. Ihre sogenannten »Todesratgeber« müssten im Kontext eines »Psychobooms« gelesen werden, schreibt er. Die Gesellschaft habe einen erhöhten Beratungsbedarf, verlange nach Lebenshilfe – auch zu Fragen, die sich um den Tod drehten, keine Frage. Es gehe also letztlich um eine »Zähmung des Todes«, aber auch um »Arbeit am Selbst«. Die Versuche, Wissen über das Sterben und Trauern in die Öffentlichkeit zu tragen, so wie es dieses Buch hier auch tut, sieht der Historiker als Reflex auf die »gesellschaftliche Verdrängung dieser Themen«.

Als ich mich an die Recherche zu diesem Buch machte, stieß ich früh auf Greiners Aufsatz – und schluckte erst einmal. Als Wissenschaftsjournalist befasse ich mich oft mit halbgaren Texten zu Körper und Geist, man glaubt ja gar nicht, an wie viel Zauberkult die Menschen auch in Deutschland glauben. Was, fragte ich mich, sollte in meinem Buch über das Sterben stehen – ohne am Ende unfreiwillig doch mitzumachen bei »Psychoboom« und unwissenschaftlichem Quatsch? Greiner hat ja in meinen Augen recht. Ich nehme es auch so wahr, dass viele Menschen den Tod verdrängen. Ob das aber tatsächlich stimmt, kann niemand seriös messen, die Frage geht an dich: Verdrängst du den Tod? Was überhaupt heißt denn Verdrängung? Jedenfalls wollte ich diesen Reflex nicht bedienen.

In den Tagen vor dem Telefonat zweifle ich am Konzept meines Buchs. Greiner aber macht mir Mut, er wolle, sagt er, keinesfalls die Autoren in die Schranken weisen, im Gegenteil: Er wolle als Wissenschaftler lediglich die gegenwärtige Kultur beschreiben. Wenn ich mir als Autor diese Umstände bewusst mache, sagt er, sei damit schon viel geholfen.

Also gut, sage ich zur Lektorin, ich mache weiter. Denn ich bin ja auch davon überzeugt, dass ein Buch über das Sterben, wie ich es mir schon lange vorgestellt habe, guttut. Ich glaube an die Kraft der Argumente, ich glaube, wir alle reden zu oft aneinander vorbei, und viel zu oft gar nicht, und das gerade wenn es um das Sterben geht. Ich lese im Internet über Sterbehilfe, und Menschen schreiben dort, dass es erlaubt ist, einen Hund einzuschläfern, um ihn von Leid zu befreien, einen Menschen aber nicht. Das stimmt nicht, wie ich erklärt habe. Soll man da einfach den Kopf schütteln, lediglich lächeln über die Leute, die sich so wenig auskennen?

Na ja, eher nicht. Vor allem sollte man doch darüber nachdenken, woher die kursierenden Ideen über das Sterben kommen und wie man für bessere Aufklärung sorgen kann; gegen die

Vorstellung, dass es einem Hund besser geht als dir als Menschen. Mir geht es darum, gemeinsam zu überlegen, ob es nicht auch noch einen anderen Blick auf die Dinge gibt. Mit der doch leider manchmal trockenen Wissenschaft im Gepäck in die Mitte hinein, dort, wo noch viel Platz ist neben all der Gefühlsduselei. Ich würde so ein Buch gerne lesen, sage ich mir, und mache mich an die Arbeit. *Sterben lernen* also.

Der eine will sich *nicht* mit dem Thema befassen, weil er zu jung, zu klug, zu weit weg davon zu sein scheint – und die andere sieht den Tod als Teil des Lebens, was gibt es da groß zu lernen? Verdrängung mag viele Gesichter haben, aber darin allein liegt nicht das Problem. Das Problem liegt dort, wo die Angst vor dem Tod zur Qual wird, dort, wo die Angst lähmt und die betroffenen Menschen und ihre Angehörigen mürbe macht.

Dagegen müssen wir alle zusammen angehen.

Es gab Zeiten, da wurden Menschen öffentlich seziert, da fummelten selbsternannte Anatomie-Ärzte an den Gedärmen eines Menschen herum, sägten Schädel auf und zerschnitten Herzen, Nieren, Lebern, um zu schauen, wie es so aussieht im Körper. Das mag alles äußerst grausam gewesen sein, unser heutiges Wissen über den Körper stammt aber nun mal auch aus diesen Epochen. Irgendwann ging es darum, Menschen zu operieren und zu heilen. Heutige ausgeklügelte Operationsmethoden und Therapiekonzepte, die selbst schwerste Krankheiten, Missbildungen und Verletzungen beheben oder lindern können, basieren letztlich zum Teil auf *Trial and Error*, auf einer brutalen Geschichte der Medizin. Und zugleich stellte sich heraus, dass der Mensch eben nicht nur aus Blut, Knochen und Knorpel besteht. Sondern auch so etwas wie einen Geist, eine Seele, ein *Ich* in sich trägt. Diese Facette ist schwierig zu fassen und schlecht zu sezieren, weshalb es die Seele des Menschen bis heute nicht in ein Anatomiebuch für Medizinstudenten geschafft hat, auch wenn sie zweifelsohne eine ebenso schöne Zeichnung verdient hätte. Die Hinwendung zum Patienten als Menschen, und damit nicht nur, aber eben auch zur Seele als Teil der medizinischen Therapie, ist keinesfalls Teil eines »Psychobooms«, sondern wird zunehmend wichtig für die moderne Medizin. Auch weil eine junge Generation an Medizinern und, ja, auch Autoren, zu denen ich nun mal zähle, ein Umdenken einfordert: Körper und Seele sind eine Einheit, beim Leben wie beim Sterben.

Mir ist wichtig, dass Sterben kein Event ist, wie es manchmal im Internet etwa auf Instagram oder YouTube scheinen kann. Da posten sterbenskranke Menschen strahlende Bilder von sich, #fightcancer oder so. Das mag ihnen vielleicht helfen, mit ihrem Schicksal umzugehen, sich Follower als Unterstützer zu suchen, keine Ahnung. Ich will das gar nicht bewerten. Und doch glaube ich, dass ihre Kampfrhetorik falsch ist, denn es gibt nun mal nichts zu besiegen – zumindest dann nicht, wenn feststeht, dass du im Wortsinne sterbenskrank bist.[135]

Was bedeutet: dass dein Krebs dich umbringen wird. Es kann schwer sein, eine solche Diagnose zu akzeptieren. »Du musst jetzt stark sein« – das ist oft gut gemeint, hilft vielen Menschen aber gerade nicht. Die Geschichte von Simon, dem krebskranken Jungen, zeigt, dass der Triumph – ein Wort für den Sieg nach dem Krieg – sehr oft nicht im Kämpfen, sondern im Leben liegt. Ja, ich deute das Wort um, ich entmilitarisiere es. Denn erstrebenswert ist es häufig, den Tod nicht besiegen zu wollen, sondern mit der Aussicht auf das Ende gut zu leben – und vielleicht auch den Tod als letzte Hürde zu begreifen, die man dann, manchmal nach langen und harten Tagen und Nächten, zu überklettern schafft. Das bedeutet *Sterben lernen*.

Vielleicht kommen wir ja eines Tages dazu, dass die Menschen zu einem schwerkranken Patienten einfach sagen: »Du darfst schwach sein, wir fangen dich auf!« Wer kämpfen soll, der kann sehr wohl auch sehr bitter verlieren – und vielleicht kann man dagegen schon durch eine angemessene Wortwahl ein bisschen den Druck aus dem Kessel lassen. Das Leben ist nicht der Hauptpreis, und der Tod keine Niederlage. Es gibt nur uns, so wie wir sind, mit Haut, Haaren und einer Seele, da ist jeder Mensch gleich. Sterben ist ein Körperprogramm, quasi ein Autopilot in Richtung Tod. Von der Evolution optimiert und grundsätzlich erst mal schmerzfrei. Die Frage ist darum eher, wie qualvoll der Weg dahin sein mag – und dabei geht es nicht ausschließlich um Durchbruch- und Nierenbeckenschmerzen, sondern auch um Abschiedsschmerzen, um Erwartungen und Hoffnungen.

Weil aber die Schmerzen einer Seele voller Ängste eindeutig nicht leicht zu therapieren sind, öffnen sich Tür und Tor für Scharlatane aller Art, die mit teuren Kügelchen und wilden Heilsversprechen Patienten ködern. Es ist nur verständlich, dass die »Zähmung des Todes« vielen unseriösen Heilern als attraktives Geschäftsfeld erscheint. Doch ist es ein Trugschluss zu meinen, dass sie eine ernstzunehmende Alternative zur seriösen, leider manchmal aber auch furchtbar kühlen Medizin sind.

Genauso aber ist es falsch zu denken, die Medizin könnte den Tod jemals besiegen und ausmerzen. Das kann niemand, das können keine Profi-Operateure, keine Homöopathen, einfach niemand. Am Ende steht der moderne Mensch trotz aller Fortschritte der Medizin vor dem großen Unbekannten namens *Tod*, dieser riesigen Stahltür mit ranzigem Fett an den Scharnieren. Klopf, klopf, da bin ich nun. Daran kann und will ich mit diesem Buch auch gar nichts ändern.

Wenn wir also etwas lernen wollen aus all den Geschichten dieses Buchs, dann vielleicht, dass wir gut mit unserem kostbaren Leben umgehen sollten – und mit dem Umstand, dass wir eben sterben werden. Zu beidem, zum Leben wie zum Sterben gehören auch die schlechten Momente. Ein Leben ist nur ein Leben, wenn es auch sie gibt. Und deshalb wage ich auch zu bezweifeln, dass das Leben besser wäre, bliebe uns das Sterben erspart.

DANK

Danke für die Unterstützung und Hilfe vieler Menschen, allen voran S. und L. Y.

Ich danke Nicola von Bodman-Hensler, Florian Kessler, Jo Lendle und dem gesamten Team des Carl Hanser Verlags für Vertrauen, Arbeit, alles; Jonathan Mertz für die Mühe; Hans Pohlmann vom Klinikum München-Harlaching und Marcus Schlemmer vom Krankenhaus Barmherzige Brüder München für das Fachlektorat.

Und nicht zuletzt danke ich allen Patientinnen und Patienten und deren Angehörigen, die mir für die Recherche zu diesem Buch ihre Geschichte erzählt haben; insbesondere Simon, Frau B. und Herrn Moos.

Dieses Buch widme ich meinem Vater, der wenige Tage vor Abgabe des Manuskripts gestorben ist.

HAFTUNGSAUSSCHLUSS

Die Informationen in diesem Buch sind nach bestem Wissen und Gewissen recherchiert. Dennoch wandelt sich die Medizin stetig – was heute gilt, kann durch neueste Forschungsergebnisse morgen schon überholt sein. Ich als Autor erhebe daher weder einen Anspruch auf Vollständigkeit, noch kann ich die Aktualität, Richtigkeit und Ausgewogenheit der dargebotenen Informationen garantieren. Dieses Buch ersetzt keinesfalls die fachliche Beratung durch einen Arzt oder Apotheker und darf weder als Grundlage zur eigenständigen Diagnose von Krankheiten verwendet werden noch dem Beginn, der Änderung oder der Beendigung einer Behandlung dienen. Konsultieren Sie bei gesundheitlichen Fragen oder Beschwerden immer die Ärztin Ihres Vertrauens! Der Carl Hanser Verlag und der Autor übernehmen keine Haftung für Unannehmlichkeiten oder Schäden, die sich aus der Anwendung der hier dargestellten Information ergeben.

Das Geschlecht und die Macht der Gewohnheit: Ich habe in diesem Buch manchmal die männliche Form gewählt, manchmal die weibliche. Sonst wäre es ja langweilig. Die Angaben beziehen sich selbstverständlich auf alle Menschen, egal welches Geschlecht sie haben.

ANMERKUNGEN

1 Hamlet von William Shakespeare, nach der Bearbeitung vom 16. Januar 2017 von Christopher Rüping für die Inszenierung an den Kammerspielen München. Dritte Szene.
2 Ariès, Philippe (2005): Geschichte des Todes, München: dtv.
3 Großbongardt, Annette / Traub, Rainer (2013): Das Ende des Lebens: Ein Buch über das Sterben, München: dva.
4 Ahrens, Petra-Angela (2015): Sterben? Sorgen im Angesicht des Todes. Ergebnisse einer bundesweiten Umfrage des Sozialwissenschaftlichen Instituts der EKD, Hannover. https://www.ekd.de/ekd_de/ds_doc/150512_Ergebnisse_Umfrage_zum_Sterben.pdf (abgerufen am 02. September 2018)
5 Rohen, Johannes W. / Lütjen-Drecoll, Elke (2016): Funktionelle Embryologie: Die Entwicklung der Funktionsysteme des menschlichen Organismus, Stuttgart: Schattauer.
6 Draguhn, Andreas (2012): Der Beginn des Sterbens aus pathologischer Sicht. In: Anderheiden, Michael / Eckart, Wolfgang U. (Hrsg.): Handbuch Sterben und Menschenwürde, Berlin: De Gruyter, S. 73–86.
7 Eine Übersicht über verschiedene Theorien bietet Ljubuncic P. / Reznick, Abraham (2009): The evolutionary theories of aging revisited – a mini-review. In: Gerontology, Bd. 55, Nr. 2, S. 205–216. https://www.ncbi.nlm.nih.gov/pubmed/19202326 (abgerufen am 02. September 2018)
8 Lunney, June / Lynn, Joanne / J. Foley, Daniel et al. (2003): Patterns of Functional Decline at the End of Life. In: JAMA, Bd. 289, Nr. 18, S. 2387–2392. https://jamanetwork.com/journals/jama/fullarticle/196538 (abgerufen am 02. September 2018)
9 Draguhn, Andreas (2012): Der Beginn des Sterbens aus pathologischer Sicht. In: Anderheiden, Michael / Eckart, Wolfgang U. (Hrsg.): Handbuch Sterben und Menschenwürde, Berlin: De Gruyter, S. 73–86.
10 Feddersen, Berend / Seitz, Dorothea / Stäcker, Barbara (2015): Der Reisebegleiter für den letzten Weg. Das Handbuch zur Vorbereitung auf das Sterben, München: Irisiana.

11 Bardenheuer, Hubert J. (2012): Abläufe und Phasen des Sterbens. In: Anderheiden, Michael / Eckart, Wolfgang U. (Hrsg.): Handbuch Sterben und Menschenwürde, Berlin: De Gruyter, S. 421–426.
12 Ebd.
13 Draguhn, Andreas (2012): Tod als Ende der Sterbephase. In: Anderheiden, Michael / Eckart, Wolfgang U. (Hrsg.): Handbuch Sterben und Menschenwürde, Berlin: De Gruyter, S. 119–136.
14 Rosenberg Roger (2009): Consciousness, Coma, and Brain Death. In: JAMA, Bd. 301, Nr. 11, S. 1172–1174. https://jamanetwork.com/journals/jama/fullarticle/183564 (abgerufen am 02. September 2018)
15 Richtlinie der Bundesärztekammer gemäß § 16 Abs. 1 S. 1 Nr. 1 TPG für die Regeln zur Feststellung des Todes nach § 3 Abs. 1 S. 1 Nr. 2 TPG und die Verfahrensregeln zur Feststellung des endgültigen, nicht behebbaren Ausfalls der Gesamtfunktion des Großhirns, des Kleinhirns und des Hirnstamms nach § 3 Abs. 2 Nr. 2 TPG, Vierte Fortschreibung. In: Deutsches Ärzteblatt vom 30. März 2015. http://www.bundesaerztekammer.de/fileadmin/user_upload/downloads/irrev.Hirnfunktionsausfall.pdf (abgerufen am 02. September 2018)
16 Hilpert, Konrad (2017): Leben rettendes Vermächtnis – Warum Organspenden sinnvoll sind. In: Herder Korrespondenz Spezial: Komm, süßer Tod, Jg. 71, Nr. 2, S. 24–27.
17 Draguhn, Andreas (2012): Tod als Ende der Sterbephase. In: Anderheiden, Michael / Eckart, Wolfgang U. (Hrsg.): Handbuch Sterben und Menschenwürde, Berlin: De Gruyter, S. 119–136.
18 Klinkhammer, Gisela / Richter-Kuhlmann, Eva (2015): Richtlinie zur Feststellung des Hirnfunktionsausfalls – Neuer Titel, präzisierte Regeln. In: Deutsches Ärzteblatt, Jg. 112, Nr. 27–28, S. A1230–1231. https://www.aerzteblatt.de/archiv/171245/Richtlinie-zur-Feststellung-des-Hirnfunktionsausfalls-Neuer-Titel-praezisierte-Regeln (abgerufen am 02. September 2018)
19 Draguhn, Andreas (2012): Tod als Ende der Sterbephase. In: Anderheiden, Michael / Eckart, Wolfgang U. (Hrsg.): Handbuch Sterben und Menschenwürde, Berlin: De Gruyter, S. 119–136.
20 Gehring, Petra (2011): Sterbepolitiken – Neuroforschung und Hirntod. In: polar – Zeitschrift für politische Philosophie und Kultur, Jg. 5, Nr. 10, S. 19–24.
21 Feddersen, Berend / Seitz, Dorothea / Stäcker, Barbara (2015): Der Reisebegleiter für den letzten Weg. Das Handbuch zur Vorbereitung auf das Sterben, München: Irisiana.
22 Planert, Ute / Süß, Dietmar (2016): Nichts ist umsonst. Anmerkungen

zu einer Sozialgeschichte des Todes. In: Archiv für Sozialgeschichte, Bd. 55/2015, S. 3–18.
23 Borasio, Gian Domenico (2013): Über das Sterben: Was wir wissen. Was wir tun können. Wie wir uns darauf einstellen, München: dtv.
24 Planert, Ute / Süß, Dietmar (2016): Nichts ist umsonst. Anmerkungen zu einer Sozialgeschichte des Todes. In: Archiv für Sozialgeschichte, Bd. 55/2015, S. 3–18.
25 Ebd.
26 Rayner, Lauren / Price, Annabel / Evans, Alison (2010): Antidepressants for depression in physically ill people. In: Cochrane Database of Systematic Reviews 2010, Nr. 3. http://cochranelibrary-wiley.com/doi/10.1002/14651858.CD007503.pub2/abstract;jsessionid=BC294C149F1AAFE8CF865D92B80FD45D.f01t02 (abgerufen am 02. September 2018)
27 Ergebnisse einer repräsentativen Bevölkerungsumfrage zum Thema »Sterben in Deutschland – Wissen und Einstellungen zum Sterben« im Auftrag des Deutschen Hospiz- und PalliativVerbands, Erhebungszeitraum: 25.6. bis 28.6.2012. https://www.dhpv.de/service_forschung_detail/items/2012-08-20_Wissen-und-Einstellungen-zum-Sterben.html (abgerufen am 02. September 2018)
28 Bodendieck, Erik / von Knoblauch zu Hatzbach, Gottfried / Lipp, Volker (2017): Verbot der geschäftsmäßigen Förderung der Selbsttötung (Paragraph 217 StGB): Hinweise und Erläuterungen für die ärztliche Praxis. In: Deutsches Ärzteblatt, Jg. 114, Nr. 7, S. A-334–A336. https://www.aerzteblatt.de/archiv/186360/Verbot-der-geschaeftsmaessigen-Foerderung-der-Selbsttoetung-(-217-StGB)-Hinweise-und-Erlaeuterungen-fuer-die-aerztliche-Praxis (abgerufen am 02. September 2018)
29 Ebd.
30 Ebd.
31 Strafgesetzbuch. Besonderer Teil (§§ 80 – 358) 16. Abschnitt – Straftaten gegen das Leben (§§ 211 – 222). https://dejure.org/gesetze/StGB/217.html (abgerufen am 02. September 2018)
32 Bodendieck, Erik / von Knoblauch zu Hatzbach, Gottfried / Lipp, Volker (2017): Verbot der geschäftsmäßigen Förderung der Selbsttötung (Paragraph 217 StGB): Hinweise und Erläuterungen für die ärztliche Praxis. In: Deutsches Ärzteblatt, Jg. 114, Nr. 7, S. A-334–A336. https://www.aerzteblatt.de/archiv/186360/Verbot-der-geschaeftsmaessigen-Foerderung-der-Selbsttoetung-(-217-StGB)-Hinweise-und-Erlaeuterungen-fuer-die-aerztliche-Praxis (abgerufen am 02. September 2018)

33 Maltoni, Marco / Scarpi, Emanuela / Rosati, Marta et al. (2012): Palliative Sedation in End-of-Life Care and Survival: A Systematic Review. In: Journal of Clinical Oncology, Bd. 30, Nr. 12, S. 1378–1383. http://ascopubs.org/doi/abs/10.1200/JCO.2011.37.3795 (abgerufen am 02. September 2018)

34 Sykes, Nigel / Thorns, Andrew (2003): The use of opioids and sedatives at the end of life. In: The Lancet Oncology, Bd. 4, Nr. 5, S. 312–318. https://www.thelancet.com/journals/lanonc/article/PIIS1470-2045(03)01079-9/fulltext (abgerufen am 02. September 2018)

35 Chabot, Boudewijn / Walther, Christian (2017): Ausweg am Lebensende: Sterbefasten – Selbstbestimmtes Sterben durch Verzicht auf Essen und Trinken, München: Ernst Reinhardt Verlag.

36 Borasio, Gian Domenico (2013): Über das Sterben: Was wir wissen. Was wir tun können. Wie wir uns darauf einstellen, München: dtv.

37 Cherny, Nathan / Radbruch, Lukas (2009): European Association for Palliative Care (EAPC) recommended framework for the use of sedation in palliative care. In: Palliative Medicine, Bd. 23, Nr. 7, S. 581–593. http://journals.sagepub.com/doi/abs/10.1177/0269216309107024#articleCitationDownloadContainer (abgerufen am 02. September 2018)

38 Edwards, Miles J. (2005): Opioids and benzodiazepines appear paradoxically to delay inevitable death after ventilator withdrawal. In: Journal of Palliativ Care, Bd. 21, Nr. 4, S. 299–302. http://www.pccef.org/articles/opiods_benzodiazepines_dredwards.pdf (abgerufen am 02. September 2018)

39 Maltoni, Marco / Scarpi, Emanuela / Rosati, Marta et al. (2012): Palliative Sedation in End-of-Life Care and Survival: A Systematic Review. In: Journal of Clinical Oncology, Bd. 30, Nr. 12, S. 1378–1383. http://ascopubs.org/doi/abs/10.1200/JCO.2011.37.3795 (abgerufen am 02. September 2018)

40 Maeda, Isseki / Morita, Tatsuya / Yamaguchi, Takuhiro et al. (2016): Effect of continuous deep sedation on survival in patients with advanced cancer (J-Proval): a propensity score-weighted analysis of a prospective cohort study. In: Lancet Oncology, Bd. 17, Nr. 1, S. 115–122. https://www.thelancet.com/journals/lanonc/article/PIIS1470-2045%2815%2900401-5/abstract (abgerufen am 02. September 2018)

41 Cherny, Nathan / Radbruch, Lukas (2009): European Association for Palliative Care (EAPC) recommended framework for the use of sedation in palliative care. In: Palliative Medicine, Bd. 23, Nr. 7, S. 581–593.

42 DAK-Studie: Weniger Angst vor Krebs und Demenz, 16.11.2017. https://www.dak.de/dak/bundes-themen/dak-studie-weniger-angst-

vor-krebs-und-demenz-1949440.html (abgerufen am 02. September 2018)

43 Bardenheuer, Hubert J. (2012): Beginn des Sterbens aus palliativmedizinischer Sicht. In: Anderheiden, Michael / Eckart, Wolfgang U. (Hrsg.): Handbuch Sterben und Menschenwürde, Berlin: De Gruyter, S. 87–92.

44 Borasio, Gian Domenico / Jox, Ralf (2017): Palliativ Care und assistierter Suizid – Ein unmenschliches Gesetz. In: Herder Korrespondenz Spezial: Komm, süßer Tod, Jg. 71, Nr. 2, S. 21–23.

45 De Ridder, Michael (2010): Letzte Hilfe. In: Zeit Online. https://www.zeit.de/2010/30/M-Sterbehilfe (abgerufen am 02. September 2018)

46 Pressemitteilung des Bundesverwaltungsgerichts Nr. 11/2017 vom 2. 3. 2017: Zugang zu einem Betäubungsmittel, das eine schmerzlose Selbsttötung ermöglicht, darf in extremen Ausnahmesituationen nicht verwehrt werden. https://www.bverwg.de/pm/2017/11 (abgerufen am 02. September 2018)

47 Ebd.

48 Bodendieck, Erik / von Knoblauch zu Hatzbach, Gottfried / Lipp, Volker (2017): Verbot der geschäftsmäßigen Förderung der Selbsttötung (Paragraph 217 StGB): Hinweise und Erläuterungen für die ärztliche Praxis. In: Deutsches Ärzteblatt, Jg. 114, Nr. 7, S. A334–A336. https://www.aerzteblatt.de/archiv/186360/Verbot-der-geschaeftsmaessigen-Foerderung-der-Selbsttoetung-(-217-StGB)-Hinweise-und-Erlaeuterungen-fuer-die-aerztliche-Praxis (abgerufen am 02. September 2018)

49 Strafgesetzbuch. Besonderer Teil (§§ 80 – 358) 16. Abschnitt – Straftaten gegen das Leben (§§ 211 – 222). https://dejure.org/gesetze/StGB/217.html (abgerufen am 02. September 2018)

50 Umfrage: Mehrheit der Deutschen würde schwerstkranken Angehörigen beim Suizid helfen, ARD – Themenabend »Selbstbestimmtes Sterben«. http://www.daserste.de/unterhaltung/film/themenabend-selbstbestimmtes-sterben/doku/umfrage-sterbehilfe-100.html (abgerufen am 02. September 2018)

51 Kavalieratos, Dio / Corbelli, Jennifer / Zhang Di et al. (2016): Association Between Palliative Care and Patient and Caregiver Outcomes: A Systematic Review and Meta-analysis. In: JAMA, Bd. 316, Nr. 20, S. 2104–2114. https://jamanetwork.com/journals/jama/fullarticle/2585979 (abgerufen am 02. September 2018)

52 Temel, Jennifer S. / Greer, Joseph A. / Muzikansky, Alona et al. (2010): Early Palliative Care for Patients with Metastatic Non-Small-Cell Lung Cancer. In: The New England Journal of Medicine, Bd. 363, Nr. 8, S. 733–

742. https://www.nejm.org/doi/pdf/10.1056/NEJMoa1000678 (abgerufen am 02. September 2018)
53 Gronemeyer, Reimer / Heller, Andreas (2014): In Ruhe sterben: Was wir uns wünschen und was die moderne Medizin nicht leisten kann, München: Pattloch.
54 Borasio, Gian Domenico (2013): Über das Sterben: Was wir wissen. Was wir tun können. Wie wir uns darauf einstellen, München: dtv.
55 Deutsche Gesellschaft für Palliativmedizin (2015): Stellungnahme zum Gesetzentwurf der Bundesregierung – Entwurf eines Gesetzes zur Verbesserung der Hospiz-und Palliativversorgung in Deutschland. https://www.dgpalliativmedizin.de/stellungnahmen/stellungnahme-der-dgp-vom-16915-zum-gesetzentwurf-der-bundesregierung-entwurf-eines-gesetzes-zur-verbesserung-der-hospiz-und-palliativversorgung-in-deutschland-hospiz-und-palliativgeset.html (abgerufen am 02. September 2018)
56 Ergebnisse einer repräsentativen Bevölkerungsumfrage zum Thema »Sterben in Deutschland – Wissen und Einstellungen zum Sterben« im Auftrag des Deutschen Hospiz- und PalliativVerbands, Erhebungszeitraum: 25.6. bis 28.6.2012. https://www.dhpv.de/service_forschung_detail/items/2012-08-20_Wissen-und-Einstellungen-zum-Sterben.html (abgerufen am 02. September 2018)
57 Greiner, Florian (2016): »Richtig sterben«. Populäres Wissen zum Thema »Tod« seit den 1970er-Jahren. In: Archiv für Sozialgeschichte, Bd. 55/2015, S. 275–298.
58 Fegg, Martin / Lehner, Marc / Simon, Steffen T. (2015): Was beeinflusst Entscheidungen am Lebensende? Ergebnisse einer repräsentativen Umfrage in Deutschland. In: Das Bundesgesundheitsblatt – Gesundheitsforschung – Gesundheitsschutz, Bd. 58, Nr. 10, S. 1118–1123. https://link.springer.com/article/10.1007%2Fs00103-015-2219-1 (abgerufen am 02. September 2018)
59 Bardenheuer, Hubert J. (2012): Beginn des Sterbens aus palliativmedizinischer Sicht. In: Anderheiden, Michael / Eckart, Wolfgang U. (Hrsg.): Handbuch Sterben und Menschenwürde, Berlin: De Gruyter, S. 87–92.
60 Gerhard, Christoph (2014): Praxiswissen Palliativmedizin: Konzepte für unterschiedlichste palliative Versorgungssituationen, Stuttgart: Thieme.
61 Aulbert, Eberhard (2011): Lehrbuch der Palliativmedizin, Stuttgart: Schattauer.
62 Deutscher Hospiz- und PalliativVerband: Hospizarbeit und Palliativ-

versorgung. https://www.dhpv.de/themen_hospiz-palliativ.html (abgerufen am 02. September 2018).
63 Borasio, Gian Domenico (2013): Über das Sterben: Was wir wissen. Was wir tun können. Wie wir uns darauf einstellen, München: dtv.
64 Uhlmann, Berit (2017): Ein Land unter Drogen. In: Süddeutsche Zeitung vom 26. Oktober 2017. http://www.sueddeutsche.de/gesundheit/suchtmedizin-ein-land-unter-drogen-1.3723553 (abgerufen am 02. September 2018)
65 Knaul, Felicia M. / Farmer, Paul E. / Krakauer, Eric L. et al. (2018): Alleviating the access abyss in palliative care and pain relief-an imperative of universal health coverage: the Lancet Commission report. In: The Lancet, Bd. 39, Nr. 10128, S. 1391–1454. https://www.thelancet.com/journals/lancet/article/PIIS0140-6736(17)32513-8/fulltext (abgerufen am 02. September 2018)
66 Student, Johann-Christoph (2002): Stellungnahme zum Problem des Austrocknens von sterbenden Menschen. http://christoph-student.homepage.t-online.de/Downloads/Stell_zum_Probl_des_Austrockn.pdf?foo=0.6775424661484334 (abgerufen am 02. September 2018)
67 Borasio, Gian Domenico (2013): Über das Sterben: Was wir wissen. Was wir tun können. Wie wir uns darauf einstellen, München: dtv.
68 Feddersen, Berend / Seitz, Dorothea / Stäcker, Barbara (2015): Der Reisebegleiter für den letzten Weg. Das Handbuch zur Vorbereitung auf das Sterben, München: Irisiana.
69 Thöns, Matthias / Sitte, Thomas (2010): Sauerstoff in der Palliativmedizin: Mehr Schaden als Nutzen für den Patienten? In: Angewandte Schmerztherapie und Palliativmedizin, Jg. 3, Nr. 10, S. 2–4.
70 Borasio, Gian Domenico: Ernährung und Flüssigkeit in der Palliativmedizin. https://www.stmas.bayern.de/imperia/md/content/stmas/stmas_internet/pflege/dokumentation/ftke-borasio.pdf (abgerufen am 23. Juni 2018)
71 S3-Leitlinie »Palliativmedizin für Patienten mit einer nicht heilbaren Krebserkrankung«, 2015, Registernummer 128 – 001OL. https://www.awmf.org/uploads/tx_szleitlinien/128-001OLl_S3_Palliativmedizin_2015-07.pdf (abgerufen am 02. September 2018)
72 Jennings, A. L. / Davies, A. N. / Higgins, J. P. et al. (2002): A systematic review of the use of opioids in the management of dyspnoea. In: Thorax, Bd. 57, Nr. 11, S. 939–944. http://thorax.bmj.com/content/57/11/939 (abgerufen am 02. September 2018)
73 Smith, Richard (2014): Dying of cancer is the best death. In: The BMJ

blogs. https://blogs.bmj.com/bmj/2014/12/31/richard-smith-dying-of-cancer-is-the-best-death/ (abgerufen am 02. September 2018)

74 Mehnert, Anja / Brähler, Elmar / Faller, Hermann et al. (2014): Four-week prevalence of mental disorders in patients with cancer across major tumor entities. In: Journal of Clinical Oncology, Bd. 32, Nr. 31, S. 3540-3546. http://ascopubs.org/doi/abs/10.1200/JCO.2014.56.0086?url_ver=Z39.88-2003&rfr_id=ori%3Arid%3Acrossref.org&rfr_dat=cr_pub%3Dpubmed& (abgerufen am 02. September 2018)

75 Beasley, Jeannette / Newcomb, Polly / Trentham-Dietz, Amy et al. (2010): Social networks and survival after breast cancer diagnosis. In: Journal of Cancer Survivorship, Bd. 4, Nr. 4, S. 372–380. https://www.ncbi.nlm.nih.gov/pmc/articles/PMC2978785/ (abgerufen am 02. September 2018)

76 Soliman, Tina (2017): »Geschäftsmodell Lebenserwartung. Der Todes-Algorithmus«, tagesschau.de vom 14. Dezember 2017. https://www.tagesschau.de/inland/todesalgorithmus-101.html (abgerufen am 02. September 2018)

77 Feddersen, Berend / Seitz, Dorothea / Stäcker, Barbara (2015): Der Reisebegleiter für den letzten Weg. Das Handbuch zur Vorbereitung auf das Sterben, München: Irisiana.

78 Ebd.

79 Ebd.

80 Hole, Jenny / Hirsch, Martin / Ball, Elizabeth et al. (2015): Music as an aid for postoperative recovery in adults: a systematic review and meta-analysis. In: The Lancet, Bd. 386, Nr. 10004, S. 1659–1671. https://www.thelancet.com/journals/lancet/article/PIIS0140-6736(15)60169-6/fulltext (abgerufen am 02. September 2018)

81 Goldstein, Pavel / Weissman-Fogel, Irit / Shamay-Tsoory, Simone G. (2017): The role of touch in regulating inter-partner physiological coupling during empathy for pain. In: Scientific Reports, Bd. 7, Nr. 1, S. 3252. https://www.nature.com/articles/s41598-017-03627-7 (abgerufen am 02. September 2018)

82 Niejahr, Elisabeth / Spiewak, Martin (2017): Bis zum letzten Atemzug. In: Die Zeit Jg. 2017, Nr. 37

83 Jacobs, Peter / Jox, Ralf J. / Weber, Jürgen et al. (2013): Leitlinie zur Frage der Therapiezieländerung bei schwerstkranken Patienten und zum Umgang mit Patientenverfügungen. 3., überarbeitete Version. https://www.klinikum.uni-muenchen.de/download/de/

Fachbereiche/Palliativmedizin/Leitlinie_PV_Langfassung.pdf (abgerufen am 02. September 2018)
84 Dasch, Burkhard / Kalies, Helen / Feddersen, Berend et al. (2014): Care of cancer patients at the end of life in a German university hospital: A retrospective observational study from 2014. In: PLoS One, Bd. 12, Nr. 4, S. 1–21. http://journals.plos.org/plosone/article?id=10.1371/journal.pone.0175124 (abgerufen am 02. September 2018)
85 Radbruch, Lukas / Andersohn, Frank / Walker, Jochen (2015): Überversorgung kurativ – Unterversorgung palliativ? Analyse ausgewählter Behandlungen am Lebensende. Faktencheck Gesundheit der Bertelsmann Stiftung. https://www.bertelsmann-stiftung.de/fileadmin/files/BSt/Publikationen/GrauePublikationen/Studie_VV__FCG_Ueber-Unterversorgung-palliativ.pdf (abgerufen am 02. September 2018).
86 Planert, Ute / Süß, Dietmar (2016): Nichts ist umsonst. Anmerkungen zu einer Sozialgeschichte des Todes. In: Archiv für Sozialgeschichte, Bd. 55/2015, S. 3–18.
87 Statista: Ausgaben der gesetzlichen Krankenversicherungen (GKV) und Einnahmen des Gesundheitsfonds in den Jahren 2009 bis 2018 (in Milliarden Euro). https://de.statista.com/statistik/daten/studie/73331/umfrage/einschaetzung-der-einnahmen-und-ausgaben-der-gkv/ (abgerufen am 02. September 2018)
88 Busse, Reinhard / Ganten, Detlev / Huster, Stefan et al. (2016): Zum Verhältnis von Medizin und Ökonomie im deutschen Gesundheitssystem. 8 Thesen zur Weiterentwicklung zum Wohle der Patienten und der Gesellschaft. Leopoldina – Nationale Akademie der Wissenschaften. https://www.leopoldina.org/uploads/tx_leopublication/Leo_Diskussion_Medizin_und_Oekonomie_2016.pdf (abgerufen am 02. September 2018)
89 Grill, Markus / Elmer, Christina et al.: (2016): Seid umschlungen, Millionen! https://correctiv.org/recherchen/euros-fuer-aerzte/artikel/2016/07/14/seid-umschlungen-millionen/ (abgerufen am 02. September 2018)
90 Courtney, Davis / Huseyin, Naci / Evrim, Gurpinar et al. (2017): Availability of evidence of benefits on overall survival and quality of life of cancer drugs approved by European Medicines Agency: retrospective cohort study of drug approvals 2009–13. In: The BMJ, Bd. 359, Nr. 4530, S. 1–13. https://www.bmj.com/content/359/bmj.j4530 (abgerufen am 23. Juni 2018)
91 Wagner, Jeffrey / Marquart, John / Ruby, Julia et al. (2018): Frequency

and level of evidence used in recommendations by the National Comprehensive Cancer Network guidelines beyond approvals of the US Food and Drug Administration: retrospective observational study. In: The BMJ, Bd. 360, Nr. 668, S. 1–6. https://www.bmj.com/content/360/bmj.k668 (abgerufen am 02. September 2018)

92 Fölsch, Ulrich R. / Faulbaum, Frank / Hasenfuß, Gerd (2016): Mitgliederbefragung zu »Klug Entscheiden«: Wie Internisten das Problem von Über- und Unterversorgung werten. In: Deutsches Ärzteblatt, Jg. 113, Nr. 13, S. A-604-606. https://www.aerzteblatt.de/pdf.asp?id=175617 (abgerufen am 02. September 2018)

93 Callahan, Daniel (2011): End-of-Life Care: a Philosophical or Management Problem? In: The Journal of Law, Medicine & Ethics, Bd. 39, Nr. 2, S. 114–120. http://journals.sagepub.com/doi/abs/10.1111/j.1748-720X.2011.00581.x?url_ver=Z39.88-2003&rfr_id=ori%3Arid%3Acrossref.org&rfr_dat=cr_pub%3Dpubmed& (abgerufen am 02. September 2018)

94 Borasio, Gian Domenico (2015): Selbst bestimmt sterben, München: dtv.

95 Gramling, Robert / Fiscella, Kevin / Xing, Guibo (2016): Determinants of Patient-Oncologist Prognostic Discordance in Advanced Cancer. In: JAMA Oncology, Bd. 2, Nr. 11, S. 1421–1426. https://jamanetwork.com/journals/jamaoncology/fullarticle/2533530 (abgerufen am 02. September 2018)

96 Menzel, Paul T. (2011): The Value of Life at the End of Life: A Critical Assessment of Hope and other Factors. In: The Journal of Law, Medicine & Ethics, Bd. 39, Nr. 2, S. 215–223. http://journals.sagepub.com/doi/abs/10.1111/j.1748-720X.2011.00590.x#articleCitationDownloadContainer (abgerufen am 02. September 2018)

97 Patel, Manali / Sundaram, Vandana / Desai, Manisha et al. (2018): Effect of a Lay Health Worker Intervention on Goals-of-Care Documentation and on Health Care Use, Costs, and Satisfaction Among Patients With Cancer. In: JAMA Oncology, published online. https://jamanetwork.com/journals/jamaoncology/article-abstract/2688519 (abgerufen am 02. September 2018).

98 Häuser, Winfried / Hansen, Ernil / Enck, Paul (2012): Nocebophänomene in der Medizin – Bedeutung im klinischen Alltag. In: Deutsches Ärzteblatt, Jg. 109, Nr. 26, S. 459–465. https://www.aerzteblatt.de/archiv/127205/Nocebophaenomene-in-der-Medizin (abgerufen am 02. September 2018)

99 Heyland, Daren K. / Dodek, Peter / You, John J. et al. (2017): Validation

of quality indicators for end-of-life communication: results of a multi-centre survey. In: Canadian Medical Association Journal, Bd. 189, Nr. 30, S. E980–E989. https://www.ncbi.nlm.nih.gov/pmc/articles/PMC5536987/ (abgerufen am 02. September 2018)

100 You, John J. / Dodek, Peter / Lamontagne, Francois et al. (2014): What really matters in end-of-life discussions? Perspectives of patients in hospital with serious illness and their families. In: Canadian Medical Association Journal, Bd. 186, Nr. 18, S. E679–E687. https://www.ncbi.nlm.nih.gov/pmc/articles/PMC4259796/ (abgerufen am 02. September 2018)

101 Bennett, Michael / Bagnall, Anne-Marie / Raine, Gary et al. (2011): Educational interventions by pharmacists to patients with chronic pain: systematic review and meta-analysis. In: The Clinical Journal of Pain, Bd. 27, Nr. 7, S. 623–630. https://journals.lww.com/clinicalpain/Abstract/2011/09000/Educational_Interventions_by_Pharmacists_to.9.aspx (abgerufen am 23. Juni 2018)

102 Murphy, Donald J. / Burrows, David / Santilli, Sara et al. (1994): The Influence of the Probability of Survival on Patients' Preferences Regarding Cardiopulmonary Resuscitation. In: The New England Journal of Medicine, Bd. 330, Nr. 8, S. 545–549. https://www.nejm.org/doi/full/10.1056/NEJM199402243300807 (abgerufen am 02. September 2018)

103 Feddersen, Berend / Seitz, Dorothea / Stäcker, Barbara (2015): Der Reisebegleiter für den letzten Weg. Das Handbuch zur Vorbereitung auf das Sterben, München: Irisiana.

104 Ebd.

105 Holt-Lunstad, Julianne / Smith, Timothy B. / Baker, Mark et al. (2015): Loneliness and Social Isolation as Risk Factors for Mortality: a meta-analytic review. In: Perspectives on Psychological Science, Bd. 10, Nr. 2, S. 227–237. http://journals.sagepub.com/doi/abs/10.1177/1745691614568352?url_ver=Z39.88-2003&rfr_id=ori:rid:crossref.org&rfr_dat=cr_pub%3dpubmed (abgerufen am 02. September 2018)

106 Anderson, G. Oscar (2010): Loneliness among Older Adults: A National Survey of Adults 45+, Washington DC: AARP Research. https://www.aarp.org/content/dam/aarp/research/surveys_statistics/general/2012/loneliness-2010.doi.10.26419%252Fres.00064.001.pdf (abgerufen am 02. September 2018)

107 Niethammer, Dietrich (2010): Wenn ein Kind schwer krank ist: Über den Umgang mit der Wahrheit, Berlin: Suhrkamp.

108 Zeug, Katrin / Lebert, Andreas (2017): Todkranke Kinder –

»Manche Kinder bekommen ein Löwentraining«. In: Zeit Wissen Nr. 3, Jg. 2017. https://www.zeit.de/zeit-wissen/2017/03/todkranke-kinder-paediatrie-jugendklinik-interview (abgerufen am 02. September 2018).

109 Rosenberg, Abby R. / Wolfe, Joanne / Wiener, Lori et al. (2016): Ethics, Emotions, and the Skills of Talking About Progressing Disease With Terminally Ill Adolescents: A Review. In: JAMA Pediatrics, Bd. 170, Nr. 12, S. 1216–1223. https://jamanetwork.com/journals/jamapediatrics/article-abstract/2565680 (abgerufen am 02. September 2018)

110 Feddersen, B. / Seitz, D. / Stäcker, B. (2015): Der Reisebegleiter für den letzten Weg. Das Handbuch zur Vorbereitung auf das Sterben, München: Irisiana.

111 Herrndorf, Wolfgang (2010): Arbeit und Struktur, Reinbek: Rowohlt.

112 Piepgras, Ilka (2015): Von einer, die auszog, das Sterben zu lernen. In: Zeit Magazin/Zeit Online. https://www.zeit.de/zeit-magazin/2015/35/sterben-ausbildung-sterbebegleitung (abgerufen am 02. September 2018)

113 Flaßpöhler, Svenja (2016): Gibt es einen guten Tod? In: Philosophie Magazin Online. https://philomag.de/gibt-es-einen-guten-tod/ (abgerufen am 02. September 2018)

114 Herrndorf, Wolfgang (2010): Arbeit und Struktur, Reinbek: Rowohlt.

115 https://twitter.com/JoStowasser/status/918828873764233222 (abgerufen am 02. September 2018)

116 Hütten, Felix (2016): Ist Lachen wirklich die beste Medizin? In: Süddeutsche Zeitung, 23. Juli 2016. http://www.sueddeutsche.de/gesundheit/gesundheit-son-quatsch-ist-lachen-wirklich-die-beste-medizin-1.3090063 (abgerufen am 02. September 2018)

117 Urheber unbekannt. Er möge es mir erlauben, dass ich seinen Witz verwendet habe. Ich bin schließlich in Stuttgart geboren.

118 Hütten, Felix (2016): Ist Lachen wirklich die beste Medizin? In: Süddeutsche Zeitung, 23. Juli 2016. http://www.sueddeutsche.de/gesundheit/gesundheit-son-quatsch-ist-lachen-wirklich-die-beste-medizin-1.3090063 (abgerufen am 02. September 2018)

119 Wild, Barbara (2016): Humor in Psychiatrie und Psychotherapie, Stuttgart: Schattauer.

120 Bryant, Clifton D. / Peck, Dennis L. (2009): Encyclopedia of Death and the Human Experience, Bd. 1–2. In: SAGE Publications, Inc. http://sk.sagepub.com/reference/humanexperience (abgerufen am 02. September 2018)

121 Hütten, Felix (2016): Ist Lachen wirklich die beste Medizin? In:

Süddeutsche Zeitung, 23. Juli 2016. http://www.sueddeutsche.de/gesundheit/gesundheit-son-quatsch-ist-lachen-wirklich-die-beste-medizin-1.3090063 (abgerufen am 02. September 2018)

122 Verzeihung, erneut, ich kenne den Urheber des Witzes nicht. Es gibt sie oder ihn bestimmt. Im Krankenhaus aber werden Witze ohne Quellenangaben erzählt.

123 Aurnhammer, Klaus / Kern, Martina (2013): Humor in der Sterbebegleitung – ist das möglich? In: Leidfaden, Fachmagazin für Krisen, Leid, Trauer, Jg. 2, Nr. 4, S. 12–21.

124 Ebd.

125 Hütten, Felix (2016): Ist Lachen wirklich die beste Medizin? In: Süddeutsche Zeitung, 23. Juli 2016. http://www.sueddeutsche.de/gesundheit/gesundheit-son-quatsch-ist-lachen-wirklich-die-beste-medizin-1.3090063 (abgerufen am 02. September 2018)

126 Zweyer, Karen / Velker, Barbara / Ruch, Willibald (2006): Do cheerfulness, exhilaration, and humor production moderate pain tolerance? A FACS study. In: Humor – International Journal of Humor Research, Bd. 17, Nr. 1–2, S. 85–119. https://www.degruyter.com/view/j/humr.2004.17.issue-1-2/humr.2004.009/humr.2004.009.xml (abgerufen am 02. September 2018)

127 Hayashi, Takashi / Murakami, Kazuo (2009): The effects of laughter on post-prandial glucose levels and gene expression in type 2 diabetic patients. In: Life Sciences, Bd. 85, Nr. 5–6, S. 185–187. https://www.sciencedirect.com/science/article/pii/S0024320509002082?via%3Dihub (abgerufen am 02. September 2018)

128 Scheel, Tabea / Hoeppner, Dorothea / Grotevendt, Anne et al. (2017): Clowns in Paediatric Surgery: Less Anxiety and More Oxytocin? In: Klinische Pädiatrie, Bd. 229, Nr. 5, S. 274–280. https://www.thieme-connect.com/products/ejournals/abstract/10.1055/s-0043-106854 (abgerufen am 02. September 2018)

129 Angeblich ein Witz des französischen Schriftstellers Nicolas Chamfort. Mittlerweile hat er sich allerdings auf Krankenhausfluren verselbständigt.

130 Nach einer Zeichnung von Birte Strohmayer. http://www.birte-s.de/images/loslassen.jpg (abgerufen am 02. September 2018)

131 »Die wenigsten regeln ihren digitalen Nachlass«, Bitkom-Presseinformation vom 10. 8. 2017. https://www.bitkom.org/Presse/Presseinformation/Die-wenigsten-regeln-ihren-digitalen-Nachlass.html (abgerufen am 02. September 2018)

132 Student, Johann-Christoph (2006): Was nützen vorsorgliche Verfügun-

gen für das Lebensende? In: Betreuungsmanagement, Bd. 2, S. 68–71. http://christoph-student.homepage.t-online.de/Downloads/Was_nuetzen_vorsorgliche_Verfuegungen_fuer_das_Lebensende.pdf?foo=0.857061398387215 (abgerufen am 02. September 2018)

133 Klie, Thomas / Student, Johann-Christoph (2007): Wege aus dem Dilemma der Sterbehilfe, Freiburg: Herder Verlag. https://www.christoph-student.homepage.t-online.de/Sterben_in_Wuerde_Klie_u_Student_2011.pdf (abgerufen am 02. September 2018)

134 Greiner, Florian (2016): »Richtig sterben«. Populäres Wissen zum Thema »Tod« seit den 1970er-Jahren. In: Archiv für Sozialgeschichte, Bd. 55/2015, S. 275–298.

135 Günther, Markus (2017): Umgang mit Krebskranken – Du musst kämpfen. In: Frankfurter Allgemeine Zeitung/faz.net. http://www.faz.net/aktuell/gesellschaft/gesundheit/umgang-mit-krebskranken-die-falsche-rhetorik-der-angehoerigen-15266490.html (abgerufen am 02. September 2018)